Respiración Espinal Pranayama

–

Viaje al Espacio Interior

Yogani

De La Serie De Iluminación AYP

Advanced Yoga Practices (AYP)

Para información sobre pedidos, diríjase a:

www.advancedyogapractices.com
o
www.aypspanish.com

ISBN 978-0-9819255-7-8 (Libro Electrónico)

ISBN 978-1-4783162-1-3 (Libro de Bolsillo)

"Que todo el tiempo que mi alma esté en mí,
y haya hálito de Dios en mis narices…"

Job 27:3

Introducción

Respiración Espinal Pranayama es una de las prácticas más importantes de todo el yoga. Puede tener un impacto positivo sobre nuestra salud y bienestar, y en la facilitación de un funcionamiento más eficaz en todos los aspectos de nuestra vida diaria. Pero más que eso, la respiración espinal pranayama nos purifica y nos abre a nuestros reinos internos de éxtasis. Para participar en esta simple práctica sobre una base diaria es estar en un emocionante viaje al *espacio interior*.

Durante miles de años, los métodos de respiración espinal han sido utilizados por los practicantes espirituales, y se mencionan en las escrituras antiguas. Sin embargo, los detalles de esta práctica siempre han sido mantenidos en secreto para la gran mayoría de la población. Ahora, en estos tiempos de rápida evolución, hay una gran necesidad de que muchos tengan acceso a los medios que han sido reservados para unos pocos. Nadie es dueño de este conocimiento. Se origina en el interior de cada uno de nosotros, dentro de nuestro propio sistema nervioso. Sólo necesitamos unas pocas instrucciones simples, y los procesos evolutivos naturales presentes dentro de nosotros se harán cargo, con resultados maravillosos.

La Serie De Iluminación De Prácticas Avanzadas De Yoga (The Advanced Yoga Practices Enlightenment Series) se presenta en un esfuerzo para dar a conocer los métodos más eficaces de yoga con una serie de libros fáciles de leer que cualquiera puede utilizar para obtener resultados tanto a corto como a largo plazo. Desde el comenzó de los escritos de AYP en el año 2003, hemos participado en un experimento fascinante para ver lo mucho que se puede transmitir, con mucho más detalle incluido en las prácticas que en los escritos espirituales del pasado. ¿Pueden libros darnos los medios específicos necesarios para recorrer el camino hacia la iluminación, o qué tenemos que renunciar a los pies de un *gurú* para encontrar nuestra salvación? Bueno, es evidente que debemos entregarnos a algo, incluso si es nuestro propio potencial innato de vivir una vida más libre y más feliz. Si somos capaces de hacer eso, y mantener una práctica diaria, entonces libros como éste pueden cobrar vida y nos instruyen en los caminos de la transformación espiritual del ser humano. Si el lector está listo y el libro vale la pena, cosas increíbles pueden suceder.

Aunque el nombre de una persona se da como el autor de este libro, en realidad es una destilación de los esfuerzos de miles de practicantes a través de miles de años. Este es el intento de una persona de simplificar y hacer práctico los métodos espirituales que muchos han demostrado a lo largo de la historia. Todos los que me anteceden tienen mi más profundo agradecimiento, al igual que de todos aquellos que tengo el privilegio de estar en contacto en el presente que siguen practicando con dedicación y con muy buenos resultados.

Espero que a medida que recorras el camino elegido por usted encuentres un útil recurso en este libro.

¡Practica con prudencia, y diviértete!

Tabla de Contenido

Capítulo 1 – Respiración y la Fuerza de la Vida

La respiración es vida. Ella nos sustenta y es una expresión de la fuerza vital dentro de nosotros. El hecho de que estamos respirando es una afirmación de la vida. Esto significa que queremos estar aquí. Esto significa que queremos hacer algo aquí. Pero, ¿qué?

Gran parte de la vida es el instinto. Respiramos, comemos, dormimos, nos convertimos activo, procreamos...

Dentro de todo esto, estamos tomando decisiones acerca de qué hacer con nuestra vida, pasando por nuestra vida - recibiendo una educación, una carrera, ganando dinero, teniendo hijos, trabajando por las cosas que nos importan, y así sucesivamente.

Al mismo tiempo, algo que se pregunta en el interior: "¿Qué es todo esto? ¿Por qué estoy aquí? ¿Hay algo más?" Tenemos un instinto de hacer estas preguntas. Al igual que la respiración misma, las preguntas son estimuladas a través del impulso de la vida revolviendo profundamente dentro nosotros. De hecho, las preguntas son un componente esencial de nuestra fuerza vital, tan esencial como la respiración misma.

¿Qué es esta fuerza vital que sostiene y anima a todos los aspectos de nuestra existencia, y nos impulsa a buscar respuestas? Sabemos que toda la existencia material está compuesta de energía. La física nos dice que toda la materia es espacio vacío hecho para comportarse como sólido por las polaridades de energía girando en el interior. Todo ello girando en el vacío del espacio infinito, por lo que la aparición de la materia, es de acuerdo a las leyes naturales. Es decir, la naturaleza de la materia es previsible, al menos en lo que hemos podido determinar con nuestras investigaciones científicas durante los siglos. Del mismo modo, cuando la materia toma la forma de los seres vivos - plantas, animales y seres humanos - mucho se puede predecir sobre la materialidad de la vida. Pero hay algo más manifestando en los seres vivos. Las energías que giran todavía están allí creando la apariencia de la materia. Sin embargo, algo más está en funcionamiento para llevar la materia a una expresión inteligente - un sistema inteligente en constante evolución. Esta otra cosa la podemos llamar la "fuerza vital."

En las enseñanzas antiguas de yoga de la India, la fuerza de la vida se le da otro nombre - *prana*, que significa "primera unidad" o "primera manifestación." Yoga se refiere a la manifestación de toda la materia como una manifestación de prana, y por lo tanto "inteligente." De hecho, todo lo que existe, todo lo que nace de la energía es una expresión de prana. Las rocas y la tierra son expresiones de prana. Los mares son una expresión de prana. El aire es una expresión de prana. Y todo de la vida animada es una expresión de prana. En la manera Oriental del pensar en ello, la existencia material de todo es una expresión de prana - la fuerza vital. Y es todo imbuido de una inteligencia innata.

¿De dónde viene prana? Si vamos a las enseñanzas espirituales del mundo, o la física cuántica moderna, vamos a encontrar una respuesta similar - la *quietud* es la fuente de prana, la fuerza vital que da energía al universo que experimentamos. La quietud del que hablamos es de un tipo especial - un silencio que está lleno de posibilidades. Es una conciencia que no se mueve. Sin embargo, todo lo que vemos brota de ella y es ella. En los escritos de AYP lo llamamos el silencio interior, o la conciencia pura y dichosa. Tiene muchos nombres en muchas tradiciones. Sea lo que la llamemos, ella está subyacente a todas las actividades de la fuerza vital, y todo lo que hacemos en la vida.

El cultivo del silencio interior en el ser humano es el sujeto del primer libro de La Serie de Iluminación AYP: *Meditación Profunda - Camino hacia la Liberación Personal*. Ahora vamos al siguiente paso, que es el cultivo del prana, la fuerza vital, en el ser humano de manera que promueve la expansión de nuestro potencial interior, nuestro silencio interior.

A tal fin, el yoga tiene una rama de práctica llamada *pranayama*, lo que significa "restricción de prana," la fuerza vital manifestada como respiración. Entonces pranayama se trata de técnicas de respiración.

Hay muchos métodos de pranayama, muchas técnicas de respiración. Pero hay uno que sobresale por encima del resto. Se llama *respiración espinal pranayama*. La razón por la que se destaca es por su eficacia para estimular y regular el prana dentro de nosotros de una manera que abarca los tres objetivos principales de toda pranayama:

1. El cultivo del sistema nervioso para convertirse en un vehículo para el silencio interior resultando

de la meditación profunda que está mejorando constantemente.

2. Despertando el sistema nervioso a un estado permanente de *conductividad extática*.

3. Aumentando y equilibrando el flujo de energía interna (prana) a largo plazo para facilitar un desarrollo progresivo y seguro del individuo hacia la iluminación.

La dinámica interna de la aplicación de estos tres objetivos es compleja. Afortunadamente, la práctica de la respiración espinal es muy simple. Esto es así en la aplicación exitosa de cualquier tecnología compleja en nuestra sociedad. Los medios de control se han optimizado y simplificado a un nivel donde casi cualquier persona puede tomar ventaja de manera eficiente de los principios complejos que se encuentran en la naturaleza.

Por ejemplo, considera un coche. Casi no le damos un segundo pensamiento cuando subimos a un coche y conducimos hasta una cita. A pesar de que estamos conduciendo, vamos a estar pensando en la cita en lugar de la compleja tecnología que funciona bien bajo el capó del coche, que nos lleva a nuestro destino elegido. Todo lo que tenemos que hacer es presionar el pedal del acelerador y sujetar el volante, y allá vamos. Simple, ¿no? No, no es nada sencillo, pero se ha hecho simple en virtud de los controles simplificados que nos permiten transformar fácilmente una sustancia volátil, la gasolina, en un viaje rápido y seguro a nuestra cita.

Pranayama es así. De hecho, toda práctica espiritual efectiva es así. Podemos tomar los principios complejos de transformación en el sistema nervioso humano, y, con una serie de procedimientos sencillos, se aplican éstos para gran beneficio espiritual.

En el caso de respiración espinal pranayama, estamos simultáneamente capitalizando los numerosos principios complejos que están operando dentro de nuestra neurobiología, y estamos mejorando esto de una manera amplia.

Como su nombre indica, respiración espinal implica hacer algo en la columna vertebral. De la fisiología y la neurología sabemos que la médula espinal es la carretera principal de nuestro funcionamiento. De yoga, sabemos que la médula espinal es la carretera principal de la fuerza de la vida en nuestro cuerpo. El yoga también reconoce que a medida que purificamos y abrimos los nervios en el cuerpo, aberturas de experiencias interna se producen. Este es el principio central de la meditación profunda, en la que sistemáticamente vamos del pensamiento al silencio interior y salimos al cuerpo/mente, con grandes efectos purificadores. Este tipo de proceso es también central en la aplicación de respiración espinal pranayama, a nivel de la respiración y el cuerpo, donde cultivamos los nervios de una manera específica y purificante. Al hacerlo, estamos mejorando la capacidad de la neurobiología sutil para servir como un vehículo mucho mejor para el silencio interior llevado a cabo a través de la meditación profunda. Y, con respiración espinal pranayama, estamos gradualmente haciendo que el cuerpo se convierta en un mejor conductor de las energías internas que desempeñan una función creciente en el proceso de transformación espiritual del ser humano.

En conjunto, el silencio interior y el despertar de nuestra energía interna (prana, la fuerza vital) se mezclan para producir una condición de estabilidad interior inquebrantable y felicidad extática. A medida que el proceso se refina, se encuentra este notable desarrollo desbordando a través de nuestra conducta en la vida diaria y en nuestro entorno, gradualmente transformándonos para convertirnos en un canal de amor divino que fluye en el mundo.

En el camino nos encontramos cada vez íntimamente familiarizado con nuestra dimensión interior enorme. De hecho, el viaje de prácticas espirituales es un viaje al *espacio interior*. Esto es particularmente cierto de la respiración espinal pranayama, lo que, en el proceso de sentar las bases para la purificación y la apertura de nuestro sistema nervioso a la felicidad extática y el flujo de salida del amor divino, también nos abre a una percepción directa de nuestros reinos internos . Curiosamente, en el proceso de descubrir nuestro propio interior, también descubrimos que lo que está en nosotros es también la base de todo y de todo el mundo que vemos en el mundo exterior. Para llegar a conocernos a nosotros mismos, llegamos a conocer a todo lo que nos rodea como una expresión de nuestra propia conciencia interior y el espacio interior.

Aunque todo esto pueda parecer una teoría interesante, no estamos aquí para hablar de la teoría y la filosofía en este libro. Estamos aquí para proporcionar los medios para la experiencia directa de las cosas que estamos hablando.

Así que vamos a seguir adelante y hablar acerca de cómo hacer respiración espinal pranayama, y también echar un vistazo a los detalles de lo que podemos encontrar en el camino de las experiencias resultantes.

Capítulo 2 – Respiración Espinal Pranayama

Estamos todos cableados para la iluminación. Estamos todos cableados a estar iluminado desde el interior. Es sólo una cuestión de la purificación del cableado, el sistema nervioso, a saber la verdad de esto. Un medio principal por el cual nuestro sistema nervioso puede llegar a ser purificado es a través de la respiración espinal pranayama. Es un proceso mecánico que afecta a la respiración, la atención y unos cuantos componentes sencillos. A medida que nos involucramos en la práctica, nos ponemos en contacto con nuestra anatomía interior, y comenzamos a purificarlo paso a paso con cada día de práctica. El paisaje que veremos en el camino será a veces deslumbrante, aburrido en otros tiempos, y quizás incluso aún atrapados en otras ocasiones. Al mismo tiempo marchamos hacia delante, si mantenemos nuestra práctica diaria.

Para aquellos que están leyendo este libro antes de aprender la meditación profunda, ten en cuenta que con la respiración espinal, nos estamos preparando para la meditación profunda. Respiración espinal es una práctica de gran alcance. Sin embargo, sola, no es suficiente para completar la iluminación de que estamos hablando aquí. Con la respiración espinal nosotros viajaremos al espacio interior. Y con la adición de la meditación profunda inmediatamente después de nuestra respiración espinal nos *convertiremos* en el espacio interior.

Cómo hacer Respiración Espinal

Si somos capaces de respirar, pensar y visualizar, podemos hacer respiración espinal. Sólo una otra habilidad es necesaria - la capacidad de formar un hábito diario. No es difícil. Así que empecemos...

Comenzamos sentados cómodamente con soporte para la espalda y con los ojos cerrados. Ninguna postura en particular es necesaria. Lo principal es estar cómodo y en una posición vertical razonable. Podemos estar en una silla o sentado en la cama.

Entonces simplemente comenzando a notar la respiración - fácilmente hacia adentro y luego hacia afuera con facilidad. Respiración espinal se realiza a través de la nariz con la boca cerrada. No usamos la respiración nasal alterna con los dedos en este tipo de pranayama. Si la nariz está obstruida y causa que la respiración nasal sea incómoda, entonces se puede respirar por la boca. Ahora vamos a hacer dos cosas.

En primer lugar, ralentizar la respiración de una manera cómoda - sin esfuerzo. Simplemente la mantenemos en lo posible a un ritmo cómodo más lento. Como parte de esto, respiramos más profundo, atrayendo más aire hacia dentro y expulsando más aire de lo que hacemos en la respiración normal. Simplemente respirar lento y profundo, manteniendo la comodidad bien controlada. No se necesitan actos heroicos. ¿Lo tienes? Bueno.

En segundo lugar, nos imaginamos un nervio pequeño, como un pequeño tubo del tamaño de un hilo que va de nuestro perineo hasta el centro de nuestra frente. El perineo es el lugar por debajo, entre los genitales y el ano - que también lo llaman la *raíz*.

El centro de la frente es el punto entre las cejas - a veces es llamado el *tercer ojo*. El nervio pequeño que va entre la raíz y la frente se llama el *nervio espinal*. Entre la raíz y la frente, el nervio espinal llega hasta el centro de la columna vertebral del centro de la cabeza y se gira hacia adelante a la frente, de esa manera.

Lo que hacemos en la respiración espinal es trazar el nervio espinal con nuestra atención, mientras respiramos. Subimos desde la raíz hasta las cejas en la inhalación, y hacia abajo de la ceja a la raíz en la exhalación. Esto lo hacemos muchas veces durante el tiempo que estamos practicando la respiración espinal.

En el principio, estamos visualizando el nervio espinal y siguiéndolo con nuestra respiración lenta y profunda. A medida que nuestra práctica se desarrolla, la visualización dará paso a la percepción directa de los nervios espinales. Más sobre esto más adelante. Hasta entonces, vamos a visualizar, y este será nuestro medio para despertar y avivar la carretera principal de nuestro sistema nervioso.

Si durante nuestro viaje hacia arriba y hacia abajo por el nervio espinal durante la respiración lenta y profunda, nos encontramos con la atención fuera en las experiencias internas o externas, sensaciones u otros estímulos, entonces sólo fácilmente regresamos a nuestra práctica de la respiración lenta y profunda hacia arriba y hacia abajo por el nervio espinal. Es normal perder la noción de lo que estamos haciendo y estar fuera en otras sensaciones, pensamientos y sentimientos. Cuando lo hacemos, simplemente volvemos otra vez al proceso de respiración espinal. Cuando nos damos cuenta que estamos fuera de él, fácilmente volvemos a él.

Si tenemos algunas dificultades para visualizar y localizar el nervio espinal como un hilito o un tubo, entonces es perfectamente bien el seguimiento de la columna vertebral de una manera menos específica. Con el tiempo, nos encontraremos con más definición en nuestra práctica. No hay necesidad de hacer un esfuerzo o lucha en nuestra visualización. Lo más importante es que terminamos en la frente a la finalización de la inhalación y en la raíz de la finalización de la exhalación. Cómo podemos ir y venir es menos importante que viajar de un extremo a otro sin esfuerzo en nuestra respiración lenta y profunda. Con el tiempo, todo se une.

Localización del nervio espinal con la respiración lenta y profunda es la técnica de la respiración espinal pranayama. Y cuando vamos a la deriva fuera de ella, volvemos fácilmente a ella. Eso es parte de la práctica también. No hay tensión ni líos. Muy sencillo, ¿verdad? Hay varios aspectos más que se añadirán más tarde. Pero antes de hacer eso, vamos a cubrir unos asuntos prácticos y obtener algo de experiencia bajo nuestro cinturón.

Cuándo y Dónde hacer Respiración Espinal

Los mejores beneficios de la respiración espinal se encuentran en mantener una sesión de práctica dos veces al día. El momento ideal para hacerlo es antes de la comida de la mañana y de la tarde. Hay flexibilidad en este acuerdo a tu horario. Es preferido hacer pranayama con el estómago vacío. Será tu elección. Se sugiere comenzar con cinco minutos de respiración espinal en cada sesión, seguido por la meditación. Se recomienda meditación profunda de AYP. Si hay otra forma de meditación que se ha utilizado ya con buenos resultados, será apropiado el uso de ese método de meditación en su lugar. Pero tenga en cuenta que la *meditación* de a que nos referimos es una técnica mental que lleva a la mente y el cuerpo a la quietud interna profunda. El silencio interior es lo que queremos cultivar después de nuestra sesión de respiración espinal. Si ningún método de meditación ha sido utilizada hasta ahora, entonces va a estar bien para sentarse con los ojos cerrados y la mente simple por cinco o diez minutos después de la respiración espinal antes de levantarse. Se recomienda aprender una técnica efectiva de meditación profunda para que se pueda lograr el máximo de beneficios combinados de la respiración espinal y la meditación. Las dos prácticas van juntas en una secuencia - como una mano en un guante.

Respiración espinal se puede hacer en cualquier lugar. Obviamente, en casa es nuestro mejor lugar de meditación, pero no siempre tenemos ese lujo. Si estamos en la marcha, respiración espinal se puede hacer en el tiempo señalado, casi en cualquier lugar - en aviones, trenes, automóviles (¡no durante la conducción!), salas de espera, etc. Es una práctica que se puede hacer con mucha discreción, seguido por la meditación. Vamos a estar allí sentado con los ojos cerrados y nadie sabrá que estamos entrando dentro en las profundidades de nuestros reinos cósmicos. Van a saberlo sólo por la feliz expresión de nuestra cara.

Ahora será un buen momento para que usted pruebe una sesión de respiración espinal. Simplemente siéntese cómodamente y comienza la práctica como se le ha dado - con mucha facilidad, sin esfuerzo. Hágalo por cinco minutos. Está bien echar un vistazo al reloj de vez en cuando para comprobar el tiempo. Una vez que haya terminado, sentarse por unos minutos más, relajado, con los ojos cerrados.

Es una práctica muy fácil. Aún así, no cabe duda de que tengas algunas preguntas. Vamos a cubrir algunas de las principales en este capítulo, y muchas más en el próximo.

Así pues, ve ahora y has una sesión, y luego vuelve para algunas preguntas y respuestas. También vamos a discutir algunos aspectos adicionales de la práctica de respiración espinal que pueden ser incorporados para mejorar los resultados.

Preguntas Iniciales sobre la Práctica

Ahora que has tenido el gusto de la respiración espinal, se puede cubrir una serie de preguntas que a menudo surgen. Éstas cubren una gama, de que no hay mucho sucediendo a una gran cantidad que está sucediendo - puede haber cierta resistencia interna, o ninguna en absoluto. Puede ser en cualquier lugar de esta escala en el primer período de sesiones. Cada persona es diferente, y va a experimentar la respiración espinal de acuerdo a la condición interna de su sistema nervioso. La marcha del progreso en la respiración espinal es un proceso de purificación y de apertura. Esto está en el corazón de la jornada en toda la práctica espiritual. Purificación, la apertura de nuestro espacio interior enorme, y la iluminación del interior.

Aquí hay tres preguntas y respuestas que resumen la gama de experiencias que podemos tener cuando se inicia. En el próximo capítulo vamos a profundizar mucho más en la relación de las prácticas y experiencias, y cómo recorrer el camino de nuestra purificación interna a la iluminación.

Esto no es fácil. ¿Se supone que debería ser?

A veces, al principio, puede haber resistencia notable en el proceso de respiración espinal. Puede haber varias causas.

En un principio, la causa más común de resistencia es la novedad de la misma. Todos pasamos por una cierta cantidad de incomodidad, mientras que estamos aprendiendo la práctica. La primera vez que nos subimos a una bicicleta, ¿la montamos sin ningún problema? Por supuesto que no. Tomó un poco de práctica, algún tiempo para acostumbrarse. Entonces, después de un tiempo, montar la bicicleta se hizo más fácil. Respiración espinal es así. Habrá grados de dificultad. Algunos la tomarán fácilmente, mientras que otros al principio pueden necesitar algún tiempo para ajustarse. Ten en cuenta que es un proceso sencillo, y no tiene que ser perfecto. Todo de la respiración espinal es un favoreciendo - favoreciendo la respiración lenta y profunda, y favoreciendo un camino dentro de la columna vertebral entre la raíz y la frente. Cuando nos aventuramos fuera, o nos sentimos atrapados, fácilmente volvemos a ella.

Hay otra razón para la resistencia a la respiración espinal - obstrucciones en el sistema nervioso. Estas son restricciones neurobiológicas dentro de nosotros que hemos realizado a lo largo de nuestra vida. Con la respiración espinal, estamos persuadiéndolos a relajarse y liberarse. En el principio, la resistencia de estos nudos interiores puede ser muy palpable. Algunas personas pueden tener dificultades para pasar a través de un área particular del cuerpo interior con la atención y la respiración viajando hacia arriba y hacia abajo en el interior. La resistencia se puede encontrar en cualquier lugar - en la pelvis, el plexo solar, corazón, garganta, o en la cabeza. La resistencia se puede sentir como un bloqueo que no podemos pasar, o como algo de presión.

¿Qué hacemos? Es simple. Si hay una presión o una resistencia, simplemente la pasamos con la atención y la respiración. Fácilmente justo al lado de ella. Nunca debemos tratar de forzar través de la resistencia interna. Simplemente lo acariciamos suavemente a medida que pasamos con nuestra atención y la respiración. Esto tiene un efecto purificador bueno, y no va a ser incómodo. Malestar viene de forzar en contra de una obstrucción. Nunca debemos hacer esto en la respiración espinal. Simplemente pasamos a través de ella. Lo que no se disuelve en el primer paso, lo hará en el próximo o el siguiente, o el pase número 10.000, tal vez años más tarde, en nuestra práctica. Así es como purificamos la neurobiología interior. Y mientras tanto, vamos a tener la experiencia de la menor resistencia acompañada de una mayor claridad y fluidez.

Con cada sesión de respiración espinal, estamos viajando más profundo dentro de nosotros mismos a los reinos de mayor paz y gozo.

¿Dónde está el nervio espinal? Yo no lo encuentro.

Imagina que eres un minero de oro y que acabas de replantear tu demanda en un pedazo de tierra prometedora en la que crees que vas a encontrar oro. Tal vez has encontrado una mancha o dos y te inspiró para empezar a cavar. O tal vez comprasteis la reclamación porque habéis visto a los demás con el oro que encontraban en sus reclamos cercanos. Cualquiera sea la razón, empiezas a excavar, a pesar de que has visto poco o nada de oro. Tú puedes imaginar que el oro está en la tierra, tus cavas hasta que en tu imaginación lo conviertes en una cosa real.

Respiración espinal es así. Nos imaginamos los nervios espinales en nuestro viaje hacia arriba y hacia abajo con la respiración. Vamos a estar siempre imaginando el nervio espinal, ¿o en realidad lo vemos en algún momento?

A medida que avanza la purificación, también avanzarán nuestras experiencias internas. Esta es la manifestación de los nervios espinales. Es un descubrimiento notable que todos podemos hacer, porque todos tenemos un nervio espinal. ¡Toda persona tiene uno! Nuestra existencia es la prueba de que está allí. Al igual que la médula espinal es la carretera principal del sistema nervioso, también lo es el nervio espinal en nuestra conciencia que se expresa en esta tierra. Es a través del nervio espinal que llegamos a conocer el alcance de nuestras dimensiones interior y la fuente de todo lo que somos.

Pero no es probable que veas todo esto en el primer día de la respiración espinal. Bueno, tal vez un vistazo. ¡Lo suficiente para saber que hay oro en esas colinas! Nos basta con estar motivado para mantener nuestra práctica dos veces al día - para mantener el seguimiento de arriba a abajo con nuestra visualización del nervio espinal, que va desde nuestra raíz perineo hasta el centro de nuestra frente, en el interior del centro de nuestra columna vertebral. A medida que nos imaginamos viajando en el camino fácilmente una y otra vez, ella se revelará a nosotros, y mucho más - más de lo que nunca imaginamos.

Yo estaba en un espacio de felicidad enorme. ¿Que era?

Fue el nervio espinal. En realidad, eso es lo que puede ser. Es una paradoja. ¿Cómo podría un nervio tan pequeño llegado a ser tan grande? Es la naturaleza esencial de nuestra neurobiología. Nuestro sistema nervioso es la puerta al vasto espacio interior. Más que eso - es la puerta a la paz inimaginable, inteligencia, energía, felicidad extática y el amor divino. Todo eso dentro de un nervio diminuto. ¡Es infinito en una botella, y nosotros somos la botella!

No podemos forzar paso en esto. Gentilmente podemos influenciar la purificación de nuestro sistema nervioso que con el tiempo revelara lo que está dentro de nosotros como una experiencia de tiempo completo. Es por eso que hacemos la respiración espinal.

Incluso en ese espacio ampliado, la práctica va a continuar. Simplemente favorecemos respirar profundo y lentamente mientras trazando el camino entre la raíz y la frente.

La experiencia puede evolucionar de muchas maneras según el curso de la purificación interior. No es para nosotros manejar los detalles de la misma. Las experiencias son un subproducto de nuestra práctica. Estamos siempre a favor de nuestra práctica en las experiencias. No tratamos de empujar a las experiencias. Podemos fácilmente favorecer nuestra práctica de respiración espinal con cualquier tipo de experiencia en marcha, incluso una gloriosa expansión en el interior. Esto es importante.

Todo el mundo tiene un proceso de purificación diferente, dependiendo de lo que hay dentro de la matriz de los obstáculos. Así que la revelación de nuestro espacio interior puede venir de muchas maneras. Puede venir como ciertos colores, a veces acompañado por la luz blanca. Puede ser más en el ámbito de sentimiento, como el tacto de nuestras dimensiones internas. Puede ser con sonido, el gusto o el olfato. Todos nuestros sentidos operan en el espacio interior.

Pero nada de esto es el destino final de la respiración espinal. Estamos entrando dentro para volver a salir y disfrutar de nuestras cualidades internas en el mundo fuera en nuestra vida cotidiana. Por lo tanto la respiración espinal es una práctica técnica. No es algo que hacemos para escapar. Es algo que hacemos para llegar completamente en la presencia de quién y qué somos. Entonces estamos en condiciones de vivir la vida al máximo.

Cuando llegamos a saber que estamos dentro de infinito, entonces veremos que todo lo que nos rodea en el mundo es de esta misma calidad - infinito. Esto no tenemos que imaginar, ya que se convertirá en nuestra percepción directa. Al visualizar el nervio espinal en nuestra práctica de la respiración espinal, no sólo descubrimos el nervio espinal, pero, en última instancia, la naturaleza de todo y de todos los que vemos e interactuar con en nuestra vida cotidiana. Esto plantea la calidad de nuestra vida a un nuevo nivel.

El viaje al espacio interior tiene mucho sentido. Al ir dentro de nosotros llegamos a conocer la respuesta a la pregunta: "¿Qué estoy haciendo aquí?" Estamos aquí para descubrir la verdad dentro de nosotros mismos, que luego se refleja en todo lo que vemos a nuestro alrededor.

Aumento de la Eficacia de la Respiración Espinal

A estas alturas te habrás dado cuenta que hay más a la respiración espinal de lo que parece. No nos equivoquemos al respecto. Aquí estamos aplicando una de las tecnologías más sofisticadas del mundo. Con una técnica de respiración simple, estamos abriendo nuestro vasto universo interno, el cual tiene profundas implicaciones en el mundo exterior. Cuando se cultiva correctamente, el sistema nervioso humano puede revelar grandes maravillas y cambiar la calidad de nuestra vida de forma espectacular. Somos el portal que une a las realidades internas y externas de la existencia, y podemos conocerlo por experiencia directa.

Lo que hemos cubierto hasta ahora es la esencia de la respiración espinal - respirar profundo y lentamente mientras seguimos el nervio espinal entre la raíz y la frente, hacia arriba en la inhalación y hacia abajo en la exhalación. Esto es, la palanca de control más simple para la utilización de aire combinado con la atención a transformar nuestra presencia en el sistema nervioso del ser humano en una experiencia cósmica en curso. Respiración espinal, seguida con la meditación profunda, nos llevará sin duda a lo largo del camino hacia la paz interior, la creatividad, energía ilimitada y la felicidad en nuestra vida diaria.

Ahora nos gustaría considerar la adición de nuevas características a nuestra respiración espinal que nos ayudará a mejorar la eficacia de la práctica. Considera que estos son opcionales, que se ejecutará o no como mejor te parezca. Mientras que la respiración espinal básica es muy simple y efectiva, otras cosas se pueden hacer para aumentar su influencia en el sistema nervioso. Eso es cierto de pranayama, en general, por lo que es posible encontrar una gran complejidad en las numerosas escuelas de pranayama. Aquí vamos a tratar de mantener la sencillez. Al mismo tiempo, no vamos a ignorar algunos medios que se pueden aplicar para mejorar la eficacia de nuestra práctica. Siempre estamos abiertos a ellos, siempre y cuando no nos encontremos corriendo por la tangente que puede diluir nuestra práctica.

Aquí vamos a ver a cuatro funciones adicionales que se pueden incorporar a nuestra práctica de respiración espinal. Todavía hay más que se puede agregar a nuestra rutina de respiración espinal a medida que avanzamos, y estos métodos se pueden encontrar en otros escritos de AYP que cubren mudras, bandhas y temas relacionados. Añadiendo las siguientes cuatro características será más que suficiente para llevar nuestra práctica de respiración espinal hasta una fuerza casi industrial. No trates todos éstos a la vez. Una vez que te sientas cómodo con lo que hemos aprendido hasta ahora, prueba uno, encuentra la estabilidad con ella en su rutina de la práctica diaria, y luego añadir otra, si así lo quieres, y así sucesivamente. Podrían ser días, semanas o meses entre las adiciones. También nunca está bien. Depende de ti. Si alguna vez te parece demasiado, entonces simplemente retroceder y permanecer en tu nivel adecuado de la práctica, sabiendo que mientras sigues el nervio espinal con la respiración lenta y profunda, tienes los fundamentos de la práctica bien a mano. Todo después es la guinda del pastel.

Respiración Completa Yóguica

En algunas escuelas de pranayama, no llegas a aprender a hacer cualquier pranayama, es decir hasta que aprendas a respirar, yóguicamente. Esto es un poco injusto. Después de todo, todo el mundo sabe cómo respirar. Si no lo hiciéramos, no estaríamos aquí, ¿verdad? Así que por el bien de lograr avances inmediatos hemos entrado en la respiración espinal pranayama, sin hacer preguntas. Si tú puedes respirar y visualizar un poco, tú estás allí. Eso es casi todo el mundo, ¿no?

Ahora que tú estás ahí, podemos sugerir la respiración completa yóguica, para que puedas sacar el máximo partido de tu respiración espinal pranayama. ¿Qué es la respiración completa yóguica?

En pocas palabras, es una respiración sana. No sólo eso, es la respiración que asciende en el cuerpo por inhalación, y luego desciende por el cuerpo en la exhalación, se encaja perfectamente con respiración espinal pranayama. Vamos a describirla.

Debido a la naturaleza precipitada de nuestras vidas y, a veces, las restricciones de la ropa, a menudo tendemos a ser *respiraderos del pecho*, lo que significa que hacemos la mayor parte de nuestra respiración en el pecho. La respiración completa yóguica empieza mas abajo, en el abdomen. Todo el mundo ha oído hablar de la *respiración abdominal*, ¿no? La respiración yóguica comienza por allí. Cuando se inhala, se inicia en el abdomen. Esto es usando el diafragma para jalar hacia abajo la cavidad pulmonar, ampliándola para que entre aire. Al hacer esto, la panza sale - de ahí la frase, la *respiración abdominal*. Esta es la inhalación natural, y es la manera en que respirábamos cuando bebé antes de que nos encontremos con las presiones del mundo exterior.

Para continuar con la respiración completa yóguica, una vez que el diafragma ha llegado a su límite cómodo en la ampliación y llenando los pulmones, ampliamos la cavidad del pecho, como lo hacemos normalmente en la respiración del pecho. Comenzamos con el abdomen. Ahora se expanda el pecho para traer más aire. Una vez que hemos llegado a un límite cómodo con eso, entonces, finalmente, hacemos ligera elevación de los huesos del cuello para llenar el pequeño espacio por última vez en la parte superior de nuestros pulmones con aire. Y todo eso, pasando desde el abdomen, a través del pecho a la clavícula, es la etapa de la inhalación de respiración completa yóguica.

La exhalación es una simple inversión de lo que se acaba de describir. Primero la liberación de las clavículas. Entonces suelta el pecho para expulsar el aire. Y por último, dejar el diafragma subir, lo que permite que los pulmones se vuelvan a su mínima capacidad. Y entonces empieza de nuevo con la siguiente inhalación.

Con algo de práctica, toda la respiración completa yóguica se puede hacer sin problemas, sin esfuerzo, con un movimiento fluido de la inhalación y otro movimiento fluido en la exhalación. Es fácil hacer un hábito en nuestra práctica de respiración espinal. Nos permite procesar más aire, y esto mejora la eficiencia de respiración espinal en general. La respiración completa yóguica se convertirá en algo que ni siquiera pensamos en la respiración espinal, y la atención estará siguiendo el nervio espinal del mismo modo que ya hemos discutido.

Como se ha mencionado, la respiración completa yóguica es también una respiración sana y nos puede traer beneficios prácticos en la vida cotidiana. No lo haríamos de forma consciente durante todo el día. Eso no sería muy práctico. Pero encontramos que, a medida que con el tiempo desarrollemos el hábito de la respiración completa yóguica en nuestra respiración espinal, el hábito de la respiración completa yóguica, sin siquiera pensarlo también se muestra de forma automática en nuestra vida diaria. Esto, de hecho, es un principio fundamental en toda la práctica del yoga. Estamos ampliando nuestra presencia interior y la relajación de la respiración espinal, y con el tiempo, nos encontramos con más y más de esa expansión interior y la relajación en la vida cotidiana. Lo mismo es cierto de hacer la meditación profunda (más silencio interior en la vida), posturas de yoga (una mayor flexibilidad en la vida) y otras prácticas de yoga a diario. Todo termina por mejorar nuestra vida fuera de las prácticas. Este es el beneficio real de hacer las prácticas de yoga, y la principal razón para hacerlas. Utilizando la respiración completa yóguica en respiración espinal pranayama es parte de esto, y sin esfuerzo migrara de nuestra práctica diaria a nuestra vida diaria, así, con más relajación y mejora de la salud también.

Apertura en la Inhalación - Restricción en la Exhalación

Cuando nos involucramos en la respiración espinal, es posible regular el paso del aire por la garganta de una manera que mejora el proceso. Esto se hace abriendo la garganta más amplia de lo que es habitual durante la inhalación, y restringiendo el uso de la epiglotis durante la exhalación. De este modo, podemos lograr un mejor control del flujo de aire, especialmente durante la exhalación, y mejorar el aspecto de *contención* de nuestra pranayama. Recordemos que el pranayama implica restricción de prana (aliento).

A medida que estamos inhalando lento y profundamente, siguiendo con nuestra atención el nervio espinal hacia arriba desde la raíz hasta las cejas, podemos dejar que nuestra garganta se relaje y se vuelva en la parte posterior más grande de lo normal. Esto no es una cosa extrema - sólo favoreciendo una garganta abierta en la parte de atrás. Esto produce un efecto estimulante beneficioso en el área detrás de la zona de la garganta en la columna superior y la médula oblonga (tallo cerebral). Sólo se realiza durante la inhalación.

A medida que se exhala lentamente, mientras que seguimos con nuestra atención el nervio espinal en sentido descendente desde la frente a la raíz, con suavidad se puede restringir el flujo de salida de aire de nuestros pulmones cerrando parcialmente la epiglotis, el colgajo ubicado en la base de nuestra lengua. La epiglotis se utiliza para el cierre de la tráquea cuando tragamos, y para el cierre de la vía aérea conteniendo naturalmente la respiración. Al exhalar en la respiración espinal, nosotros cerramos la epiglotis en una forma que produce un sonido sibilante en el fondo de la garganta, y esto es lo que regula la salida del aire de nuestros pulmones. Esta restricción nos permite ampliar nuestra exhalación en tiempo (está bien si la exhalación toma más tiempo que la inhalación), y también ejerce una presión positiva en los pulmones durante la exhalación, lo que estimula los efectos purificadores y la apertura de nuestra respiración espinal pranayama.

Nosotros no usamos este tipo de restricción durante la inhalación, por dos razones: En primer lugar, queremos aprovechar el beneficio del aspecto de abertura de la garganta de la práctica durante la inhalación y la estimulación que proporciona del tallo cerebral. Y, en segundo lugar, la restricción del flujo de aire con la epiglotis durante la inhalación crea una presión negativa en los pulmones, lo que no es saludable para los pulmones si se hace durante un largo período de tiempo en las prácticas.

Así, con estas dos maniobras en la garganta, que se irán desapareciendo para convertirse en un proceso a medida que nuestra práctica se vuelve automática, estamos llevando a cabo varias funciones adicionales durante la respiración espinal que ayudan en la regulación de la práctica y mejora sus resultados de manera significativa.

Una Elevación Suave de los Ojos

En nuestra práctica diaria, estamos haciendo la respiración espinal con los ojos cerrados, fácilmente siguiendo el nervio espinal hacia arriba y hacia abajo a medida que respiramos lento y profundamente dentro y fuera. El nervio espinal, el cual estamos estimulando, es la carretera central en el sistema nervioso. Al avivar el nervio espinal con la combinación de la atención moviéndose arriba y abajo, y el control de la respiración, estamos estimulando el sistema nervioso de una manera que es tanto relajante como vigorizante en un nivel muy profundo. A medida que con el tiempo avanzamos en esto a través de nuestra práctica diaria, un despertar gradual se produce que llamamos *conductividad extática*. En primer lugar, esto se nota como una sensación agradable que parece instantáneamente conectada por todo el cuerpo. A medida que se desarrolla, lo que encontramos es que esta experiencia creciente de conductividad extática se estimula y regula desde el cerebro, que, de hecho, incluye el extremo superior del nervio espinal. De importancia particular es la región desde el punto entre las cejas que se remonta atrás en el centro del cerebro. Esta área de la neurobiología del cerebro ha sido llamada el *tercer ojo*. Es estimulada como parte de nuestra respiración espinal normal. Para mejorar nuestra respiración espinal, una estimulación adicional puede ser proporcionada en esta área desarrollando el hábito de una elevación suave de los ojos durante la respiración espinal. Esto no es nada extremo o heroico - sólo una ligera elevación de los ojos. Al hacer esto, también podemos colocar una intención muy leve en el centro de la frente. No es suficiente para surcar físicamente el centro de la frente. Sólo lo suficiente para sentir allí un poco de intención física. Este levantamiento suave de los ojos, combinado con la intención leve de surcar, pone una estimulación adicional en la zona que acabamos de describir como el tercer ojo - el extremo superior del nervio espinal.

Es importante señalar que es una adicción física a la respiración espinal pranayama, no una adición mental. Tan pronto como el levantamiento suave de los ojos con el de surcar ligeramente se convierte en hábito, en lo absoluto no le estaremos dando ninguna atención. Sólo será un hábito físico, y uno leve en eso. Nuestra atención es siempre para favorecer el seguimiento del nervio espinal durante la respiración espinal pranayama. Cualquier otra cosa que podríamos estar haciendo en la respiración espinal es sólo prestar suficiente atención para cultivarla y convertirla en un hábito físico. Entonces no lo pienses más. Esto va para la respiración completa yóguica, la apertura y la restricción en la garganta, y el levantamiento suave de los ojos. Ninguna de estas son técnicas mentales, sólo un hábito físico que estamos desarrollando para proporcionar efectos particulares mientras estamos haciendo la respiración espinal. En última instancia, cuando todos los aspectos físicos de la respiración espinal se han convertido en hábitos automáticos, el único procedimiento mental que estamos haciendo en la respiración espinal es el sencillo seguimiento del nervio espinal hacia arriba y hacia abajo. Esto es muy importante.

De hecho, a medida que avanzamos en nuestras prácticas, y si así lo quieres, hay otros medios físicos que se pueden agregar a nuestra respiración espinal. Algunos de éstos están aludidos más adelante en éste libro, con instrucciones detalladas en los otros libros de AYP.

Si alguna vez nos encontramos en la posición de estar continuamente distraído del seguimiento del nervio espinal hacia arriba y hacia abajo durante la respiración espinal, podemos estar tratando de añadir de una sola vez demasiados elementos. Si estamos tratando de desarrollar al mismo tiempo la respiración completa yóguica, la apertura y la restricción en la garganta, agregando la elevación del ojo y otros elementos en nuestra respiración espinal, entonces puede llegar a ser difícil tener una práctica efectiva. Es mejor tomar cada elemento uno a la vez dejando que cada uno se convierta en un hábito que no requiere atención antes de tomar el otro. De esta manera podemos gradualmente construir nuestra práctica de respiración espinal, sin poner tensión indebida en la práctica general.

Corrientes Frías y Cálidas

Hay una tendencia natural en la respiración espinal que la energía ascendente sea fría y que la energía descendiente sea caliente. Cuando somos capaces con nuestra atención de percibir esto y lo incorporamos en el seguimiento del nervio espinal, nos puede ayudar en la percepción del nervio espinal y purificar más eficazmente la apertura de nuestra neurobiología en todo el cuerpo.

Hay un método que podemos utilizar para mejorar este proceso de darse cuenta de las corrientes frías y cálidas en nuestra respiración espinal.

Si frunzamos nuestros labios e inhalar, se puede notar el frescor del aire que pasa a través de ellos en el camino hacia la garganta y los pulmones. Si frunzamos nuestros labios y exhalamos, podemos sentir la calidez del aire que pasa fuera de nuestros pulmones a través de la garganta y los labios. Ahora bien, si hacemos esto sin labios fruncidos, todavía se nota la frescura y la calidez del aire que pasa dentro y fuera de nuestros pulmones, ¿no? También se puede notar esta frescura y calidez si cerramos la boca y respiramos por la nariz, ¿no? ¿Puedes sentirlo ahora?

Esto es lo que utilizamos en la respiración espinal. Es una simple transferencia de la sensación (frescura y calidez) sentida en la garganta y los pulmones en la trayectoria de nuestra atención en la respiración espinal - hacia arriba y hacia abajo en el nervio espinal. Puede ser parte del seguimiento de la respiración hacia arriba y hacia abajo en el nervio espinal. Además de llevar la respiración con nosotros hacia arriba y hacia abajo en el nervio espinal, también podemos llevar las sensaciones de frescura y calidez en este viaje al espacio interior. De este modo, podemos mejorar la eficacia de nuestra práctica de la respiración espinal.

Con el tiempo, esto se convierte en un hábito, al igual que las otras características adicionales que hemos estado discutiendo aquí. Como siempre, la atención estará atravesando el nervio espinal durante nuestra respiración espinal. Las características adicionales, si se añaden en forma prudente, paso a paso, van a mejorar la eficacia de nuestra práctica.

Siempre toma tu tiempo en el desarrollo de nuevos aspectos de la práctica, ya sea añadiéndolos a la respiración espinal antes de la meditación profunda, o la adición de meditación profunda después de la respiración espinal. Siempre asegúrate de que estés estable y cómodo en una práctica antes de intentar agregar otra. Lo mismo vale para la mejora de una de nuestras prácticas con características adicionales. Si tratamos de hacer demasiadas cosas a la vez, una práctica tan simple como la respiración espinal puede convertirse rápidamente en difícil de manejar. Y entonces podemos perder nuestra motivación para la práctica, que no nos hace un servicio. Así que siempre caminar lentamente con el desarrollo de nuestras prácticas para que puedan ser lo más suave y cómodas posibles, sabiendo que cada nuevo elemento añadido tendrá algunos ajustes antes de que sea un hábito fácil. Si hacemos esto, entonces no habrá límite a cuán lejos podemos llegar con la respiración espinal pranayama, o con la profundidad que podemos ir en nuestro viaje a los reinos de éxtasis del espacio interior.

Las Posibilidades

Podemos comenzar a practicar la respiración espinal pranayama, por diversas razones. Tal vez hemos escuchado que ayuda a la relajación. Ciertamente lo es. O tal vez hay un problema de salud, y el pranayama se recomienda. Sí, la respiración espinal, sobre todo, puede hacer maravillas para ayudar a equilibrar nuestra energía interior. A menudo, los desequilibrios internos de la energía pueden ser la causa de los problemas de salud física. O podríamos estar llegando a la respiración espinal pranayama por razones espirituales, en la búsqueda de esa condición esquiva llamada *iluminación*.

Sea cual sea la razón haya sido para el inicio de la respiración espinal, es una razón suficiente. En realidad no importa por qué hemos empezado. ¡Lo importante es que hemos empezado!

Si nos comprometemos a una práctica dos veces al día y le damos algo de tiempo para trabajar, los beneficios estarán allí. La belleza de esto es que no importa cuál de los beneficios hemos venido a buscar, vamos a recibir todos los beneficios en el momento oportuno - la relajación, la buena salud y, también, eventualmente, la iluminación.

Así que las posibilidades son muy amplias - podríamos decir, a nivel mundial. Mundial dentro de nosotros, e incluso mundial que nos rodea. Sí, cuando tomamos la respiración espinal, no solamente estamos purificando y abriendo el abanico de posibilidades dentro de nosotros mismos, también estamos abriendo las posibilidades a todos y todo a nuestro alrededor. ¿Cómo puede ser esto?

Esto fue mencionado en el último capítulo, cómo nuestra apertura interior puede revelar que todo lo que nos rodea es una expresión de nuestra propia conciencia interior, nuestro enorme propio espacio interior. Es una teoría interesante, una posibilidad interesante que se puede probar por nosotros mismos mediante la participación diaria en la respiración espinal pranayama, meditación profunda, y otras prácticas. Pero, dejando a un lado las pruebas de las teorías, en realidad sólo hay una razón muy simple para realizar esta práctica - *Libertad*.

A todos nos gusta ser libre, lo que significa ser feliz en cada situación que la vida nos da, y, sobre todo, estar en paz en medio de la batalla de la vida. Una vez que estamos en esta situación, estamos en posición de hacer lo que todos interiormente queremos hacer - *Dar*.

Estas dos palabras, la *libertad* y *dar*, representan la posibilidad definitiva que puede ofrecer nuestra práctica de la respiración espinal. Con la respiración espinal, preparamos el terreno para el silencio interior a echar raíces firmes en nuestro sistema nervioso, y también cultivar dentro de nosotros las dimensiones de éxtasis interior. Estas dos son las semillas de la libertad y de dar.

En la quietud nos encontramos con absoluta libertad en medio de todas las circunstancias de la vida. Y en el flujo de éxtasis de nuestros mundos interiores nos encontramos con el comienzo de un flujo de salida de nosotros en nuestro entorno físico. Este flujo de salida es un dar, un dar de una clase muy especial. Es un derroche de amor divino que viene a través de nosotros desde dentro. Es sin esfuerzo y levanta a todos y todo lo que nos rodea. A medida que nos liberamos en el silencio interior y nos estamos convirtiendo extáticamente conductivos, este proceso ocurre por sí sola medida que avanzamos en nuestras actividades ordinarias en la vida diaria.

Mientras que la vida parece no tener fin en forma ordinaria, lo que está sucediendo a nuestro alrededor no es tan común. Estamos en proceso de transformación espiritual del ser humano - el aumento del silencio interior, la dicha extática y el derroche de amor divino. Las consecuencias de esto son extraordinarias. De hecho, el mundo puede ser transformado para bien en este proceso, ya que cada corazón es elevado e iluminado por el flujo de salida de esta energía incluso de una sola persona.

Así que las posibilidades contenidas dentro de nosotros son bastante profundas, y la respiración espinal pranayama es uno de los principales medios para actualizar este gran potencial para el bien en nosotros mismos y en el mundo.

¿Relajación? Sí. ¿La buena salud? Por supuesto. ¿La iluminación? ¿Por qué no?

Ahora, vamos a profundizar en los aspectos prácticos de la gestión del proceso de purificación y de apertura que ocurre en nuestro sistema nervioso como resultado de la respiración espinal pranayama.

Capítulo 3 – Viaje al Espacio Interior

Hay una razón por la cual se utiliza la palabra "viaje." Cuando comenzamos la práctica de la respiración espinal pranayama, no llegamos inmediatamente a nuestros mundos interiores. Es un *viaje*. Podemos tener los gustos del destino en cualquier momento en nuestro viaje, pero la verdadera llegada será en el futuro. Habrá una gran cantidad de paisajes en el camino, algunos de ellos con el potencial para convertirse en distracción, y haremos bien en favorecer nuestra práctica sobre el escenario. Se necesita una cierta habilidad para hacer esto, para recorrer el camino de nuestra purificación y la apertura. En este capítulo, vamos a ver con más profundidad los tipos de experiencias que se pueden presentar, y cómo considerarlas para asegurar nuestro progreso continuo.

También cubrirá los puntos más finos de la respiración espinal, y cómo mantener nuestra práctica constante y estable en el largo plazo. Es la práctica de largo plazo que traerá los mejores resultados.

Finalmente, vamos a ver la floración del proceso - el aumento de la conductividad extática, la apertura de nuestra conciencia sensorial interna, y el refinamiento de ambos en un matrimonio permanente con nuestro silencio interior inquebrantable.

En conjunto, los temas que cubriremos aquí pueden proporcionar una mejor comprensión y claridad sobre lo que es la respiración espinal, cómo se hace, y los resultados que podemos experimentar en nuestro sistema nervioso a medida que avanzamos cada vez más cerca de nuestro destino.

La Gestión de Nuestra Purificación y Apertura

A medida que avanzamos a lo largo de nuestra práctica diaria de respiración espinal, muchas preguntas surgen. Estas están relacionadas tanto con la mecánica de la práctica y con las experiencias resultantes. Algunas de estas experiencias pueden ser muy exóticas. Nos ocuparemos de éstas, una a la vez, con el objetivo de traer claridad a todo el proceso, para que nuestra práctica de la respiración espinal pueda continuar sin problemas y eficazmente en los próximos meses y años. Es a través de la práctica estable a largo plazo que llegamos a experimentar los resultados finales.

La Duración de un Ciclo de Respiración Espinal

¿Cuánto tiempo dura un buen ciclo de respiración espinal? Aunque es fácil hacerlo complicado y estresante, con todo tipo de reglas, relaciones y similares, no es complicado en absoluto en el enfoque que aquí estamos utilizando. No necesitamos un cronómetro para practicar esta forma fácil de respiración espinal. Tampoco tenemos que luchar para cumplir con los objetivos de tiempo determinado para la inhalación, la exhalación o el tiempo de ciclo total. En algunos enfoques del pranayama es el caso. Pero no aquí.

La duración de un ciclo de respiración espinal es el tiempo que se tarda en completar una inhalación cómoda y una exhalación cómoda de acuerdo a las instrucciones dadas en el capítulo anterior. Eso es todo.

El tiempo que tarda será diferente para cada persona. Puede ser diferente para la misma persona de día a día, dependiendo del curso de purificación que ocurre en el sistema nervioso. Incluso puede variar en una sola sesión de respiración espinal que estamos haciendo. La duración es una función de nuestros procesos internos neurobiológicos y nuestro metabolismo, que cambian a medida que los procesos de purificación interior y la apertura están ocurriendo.

En la respiración espinal nosotros cómodamente favorecemos la respiración lenta y profunda, sea lo que sea para nosotros en ese momento. Eso es lo que determina la duración.

A veces, nuestra respiración casi se detiene durante la respiración espinal. Otras veces será rápido. Por lo general, estará en algún punto intermedio. Todos estos escenarios están bien, siempre y cuando no estemos forzando las cosas de una manera u otra. Es un proceso natural.

Las personas que simplemente tienen que saber como se ve en el reloj un ciclo de respiración espinal, no duden en medirlo. Pero por favor no establecer objetivos. Un ciclo corto de respiración espinal es tan eficaz como uno largo. El cuerpo sabe en el tiempo lo que necesita para lograr la purificación y la apertura en cada uno de los puntos. En la respiración espinal estamos proporcionando al cuerpo la oportunidad de hacer lo que naturalmente le gustaría hacer. Tan pronto como empezamos a forzar la situación estamos poniendo una presión indebida en el sistema que no necesariamente va a mejorar los resultados.

Si se pulsa sobre el asunto, podemos decir que la duración natural de un ciclo de respiración espinal para la mayoría de las personas será entre quince y treinta segundos. Puede ser menos o más, dependiendo de factores personales y las dinámicas internas de purificación y apertura.

Duración de una Sesión de Respiración Espinal

La duración de nuestra sesión de respiración espinal será determinada en gran parte por lo que está sucediendo en nuestro sistema nervioso. Sin embargo, no dejamos la duración de nuestra sesión de respiración espinal no reglamentada. Lo que hacemos es fijar el tiempo para la práctica y el seguimiento de éste hasta que tenemos indicaciones en las experiencias que debemos ajustar nuestro tiempo de la práctica hacia arriba o hacia abajo.

Cuando estamos aprendiendo, empezamos con cinco minutos de respiración espinal dos veces al día seguido por la sesión de meditación. Para la mayoría de la gente, éste será un buen tiempo de partida. Una vez que la práctica se ha vuelto suave y estable, después de unas semanas, entonces es posible que desees aumentarlo. Entonces podemos tratar, digamos, diez minutos de respiración espinal. Con la meditación ocurriendo justo después, esto es una cantidad saludable de la práctica. Más que adecuada para la mayoría de la gente. Sin embargo, algunos les pueden gustar a ir más alto con el tiempo después de que la rutina se ha mantenido estable durante algún tiempo.

Lo importante es encontrar una rutina estable - con una duración constante de nuestro tiempo de práctica que podemos seguir con el largo plazo. Los ajustes que aumentan nuestro tiempo de la práctica deben ser realizados con cuidado en pequeños pasos, y sólo después de que nuestra práctica ha sido suave y estable, por lo menos un par de semanas. Unos meses más es mejor. Si nos adelantamos, nos daremos cuenta muy pronto, y ése es el momento de retirarse a una rutina más corta y más estable de la práctica. Vamos a discutir eso un poco más en este capítulo bajo "Control de Tu Propio Ritmo."

En algunas escuelas de pranayama, el consejo es hacer sesiones de pranayama el mayor tiempo posible - horas en algunos casos extremos. Existe la idea de que más es mejor, como si un cierto número de horas de práctica en su totalidad nos dará la iluminación. Si somos capaces de hacerlo todo por el próximo fin de semana, tanto mejor para nuestra evolución. Bueno, tal vez lo es para algunas de las enseñanzas, aunque la evidencia aún no se ha visto.

Aquí tomamos la posición de que la correcta duración de la sesión es una función de purificación interior de cada persona y el proceso de apertura. No hay una fórmula fija para la longitud de una sesión de práctica. Tiene que ser encontrada a través de la experiencia de cada practicante.

Así que comenzando con cinco minutos es una guía, no un absoluto. Ir a diez minutos en nuestra práctica a largo plazo es también una guía. Puede ser más o menos para cada persona, dependiendo de factores internos. Sólo podemos conocer lo que será para nosotros ganando algo de experiencia práctica. Sea lo que resulte ser para nosotros, vamos a ser prudente en mantener la duración de nuestra práctica relativamente estable a lo largo del tiempo. A continuación, vamos a tener un buen hábito y estar en condiciones de experimentar el progreso continuo con comodidad y seguridad.

Uso del Reloj Versus Contar las Respiraciones

En las antiguas enseñanzas de pranayama, el reloj no fue utilizado para medir la duración de la sesión. ¡No había relojes! En su lugar, el recuento de respiraciones se utilizó como una medida. Y para el día de hoy, el método de recuento se utiliza en muchos enfoques tradicionales de pranayama, y otras formas de práctica espiritual.

En el enfoque de conteo, se utiliza una sarta de cuentas. En el Oriente se llama una *mala*. En el Oeste se le llama un *rosario*. También tiene otros nombres. Es una herramienta para contar y medir nuestra sesión de práctica.

Si ya estamos familiarizados con el método de contar, lo podemos utilizar para nuestra respiración espinal pranayama. Todo lo que tenemos que hacer es traducir nuestro tiempo de ciclo promedio en una cuenta. Por ejemplo, si nuestro tiempo de ciclo promedio es de treinta segundos, entonces cinco minutos de respiración espinal será diez ciclos de respiración. Diez minutos de respiración espinal sería veinte ciclos de respiración, y así sucesivamente. Puede ser un poco complicado, sobre todo si tenemos en cuenta que nuestro tiempo de ciclo puede variar dependiendo de la purificación que ésta pasando por dentro. Así que diez ciclos de respiración no necesariamente serán cinco minutos de práctica. Pero se puede hacer de esa manera si existe una fuerte preferencia. Los que ya están acostumbrados a utilizar una mala o rosario ciertamente también lo pueden utilizar para respiración espinal.

Para aquellos que están empezando, o que están en busca de un enfoque sencillo para medir la duración de la sesión, entonces probablemente se prefiere usar el reloj, sobre todo cuando estamos haciendo la meditación profunda después de pranayama, que también se lleva a cabo por el reloj.

Añadir a esto el hecho de que todos tenemos un reloj biológico interno que puede ser programado para ser muy preciso, que sólo requiere la comprobación de vez en cuando (está bien para echar un vistazo), entonces usar el reloj será preferido por la mayoría para controlar la duración de tiempo de la sesión. Esto es, después de todo, un enfoque moderno para la respiración espinal pranayama, con énfasis en la facilidad de uso, manteniendo la máxima eficacia. El reloj es una buena herramienta que ayuda en la consecución de estos objetivos, y se recomienda.

Mezclando Otras Prácticas con Respiración Espinal

Es fácil agregar características a nuestra práctica básica de respiración espinal. De hecho, es una gran tentación para muchos practicantes hacerlo, especialmente si se ha estado entrenando en otras prácticas. No es difícil encontrar enseñanzas que incluyen respiración espinal cargadas con toda clase de esquemas de concentración, mantras y mucho más. A menudo estos tienen una conexión con las tradiciones culturales que se remonta a cientos de años.

Se ha encontrado que la forma más simple de respiración espinal es más o menos eficaz que otras formas que incluyen muchas capas de la práctica adicional.

Le añadimos algunas características a la forma simple de respiración espinal que aquí se ofrece. Lo hemos hecho para mejorar la mecánica del procedimiento básico, y ninguna de estas adiciones se basa en la división de la atención durante más tiempo del que se necesita para cultivar un hábito automático durante la práctica. Esto va para el desarrollo de la respiración completa yóguica, abrir y restringir el flujo de aire en la garganta, levantamiento suave de los ojos, y la incorporación de la sensación de las corrientes frías y cálidas en nuestro seguimiento de los nervios espinales. Si optamos por ir más allá de la formación inicial en respiración espinal mediante el estudio de otros escritos de AYP, más funciones estarán disponibles, pero ninguna será con el propósito de dividir la atención. Este es un punto clave.

En respiración espinal pranayama, es de importancia vital que la atención sea libre para trazar el nervio espinal con distracciones e interrupciones mínimas. Por esto es qué no tratamos de desarrollar demasiados hábitos de características adicionales de la práctica al mismo tiempo. También es por eso que no "meditamos" durante la respiración espinal.

En el yoga, pranayama y la meditación son consideradas como dos prácticas diferentes, y en este enfoque no las combinamos. Primero hacemos nuestra respiración espinal pranayama, y luego, después de eso, hacemos nuestra práctica de meditación profunda. Nunca se llevarán a cabo las dos al mismo tiempo. De esta manera, aprovechamos al máximo la práctica sencilla y eficaz de cultivar el sistema nervioso a través del nervio espinal durante la respiración espinal, y el máximo provecho de la práctica sencilla y eficaz de llevar la mente y el sistema nervioso a sus niveles más profundos de la quietud a través de meditación profunda. Estas dos prácticas no se pueden hacer con éxito al mismo tiempo, y dividir la atención en cualquiera de ellas es reducir la eficacia.

La respiración espinal pranayama es la preparación ideal para la meditación profunda, y la meditación profunda, hecha después por separado, mejora en gran medida nuestras sesiones de respiración espinal y los resultados globales a través del tiempo. Ninguna de las prácticas es un sustituto de la otra, o una mejora adecuada para ser realizada dentro de la otra.

A veces, cuando se hace la respiración espinal, nos podemos encontrar haciendo un mantra o alguna otra práctica que aprendimos en algún otro momento. Está bien si estas cosas surgen. Nosotros no las favorecemos. Tampoco los tratamos de empujar hacia fuera. Sólo fácilmente volvemos a nuestro procedimiento de respiración espinal, que es respiración lenta y profunda mientras siguiendo nuestro nervio espinal entre la raíz y la frente. Esta es la forma en que manejamos los desvíos que entran en nuestra práctica de la respiración espinal. Como veremos, las desviaciones pueden venir en muchas formas, y se manejan de la misma manera. Nosotros siempre fácilmente favorecemos el procedimiento de nuestra práctica sobre todo lo demás que aparece en nuestra sesión de respiración espinal.

La Respiración de Fosa Nasal Alterna

Una técnica muy conocida que se utiliza para la relajación general y en muchos sistemas de yoga es la respiración de fosa nasal alterna. Se compone de cerrar una fosa nasal con el pulgar y respirar lentamente hacia afuera y hacia adentro, y después cambiar para cerrar la otra fosa con uno de los otros dedos y exhalando y adentro otra vez, y así sucesivamente, alternando de un lado a otro entre las fosas nasales.

Aunque ciertamente es posible utilizar la respiración de fosa nasal alterna durante nuestra práctica de la respiración espinal, no se recomienda. Es redundante con la respiración lenta y profunda que estamos haciendo en la respiración espinal, y complica la práctica sin añadir resultados significativos. Hay un montón de características adicionales que se pueden agregar a la respiración espinal pranayama que producen resultados significativos. Algunos de éstos han sido ya cubiertos en este libro, y es más están disponibles en los otros escritos de AYP.

Si hemos estado en el hábito de usar la respiración de fosa nasal alterna para la relajación, está bien continuar usándolo con moderación fuera de nuestra práctica de la respiración espinal, si sentimos un fuerte deseo de hacerlo. Pero tenga cuidado de no exagerar. Si estamos practicando más de un tipo de pranayama, los efectos serán acumulables. Por eso es lo mejor para aquellos que deseen llevar a cabo la respiración espinal para utilizar sólo la técnica de pranayama hasta que la rutina de la práctica está bien establecida y estable. Una vez que se hace, entonces las características adicionales de la práctica pueden considerarse una a la vez.

Pranayama es un campo complejo de conocimiento, que puede traer profundos resultados en nuestra vida, si los métodos se aplican correctamente. Una de las claves de ésta es mantenerlo lo más simple y estable como sea posible, añadiendo solamente en aquellas características que nos traerán los mejores resultados con la menor cantidad de redundancia y de complicaciones. Se trata de la eficiencia. Así pues, si hemos comenzado nuestra práctica de pranayama en algún momento en el pasado con la respiración de fosa nasal alterna, esto es bueno. Podemos dejar eso atrás a medida que avanzamos a la práctica mucho más eficiente y poderosa de respiración espinal pranayama.

¿La Respiración Espinal como una Práctica Independiente?

En algunas de las enseñanzas, el pranayama se utiliza como la práctica principal, a veces con un intento de incorporar elementos de la meditación en el pranayama. Mientras que puede ser útil para la relajación, este tipo de práctica no cumple con el objetivo final ya sea el pranayama o meditación. Pranayama es para el cultivo de la neurobiología para un buen flujo de prana, para la apertura de los reinos interiores de conductividad extática en el sistema nervioso. La meditación, particularmente la meditación profunda, es para cultivar el silencio interior en el sistema nervioso - es decir, la conciencia pura y dichosa. Pranayama está involucrada con el prana y la meditación está involucrada con la conciencia, que va más allá de prana. Se puede hacer una o la otra, pero no ambas al mismo tiempo. Es por eso que hacemos nuestra respiración espinal y la meditación profunda en la secuencia, y no en paralelo.

En algunas escuelas, el camino es casi exclusivamente el pranayama, a veces llevada al extremo de muchas horas de práctica por día. En tales casos, los resultados se han observado que son menos que óptimos. Mientras que el sistema nervioso se está abriendo y hecho receptivo en un enfoque de sólo el pranayama, hay un silencio interior limitado siendo introducido debido a la falta de meditación profunda. Esto hace el sistema nervioso vulnerable a las influencias rebeldes en la mente, las emociones y el medio ambiente, teniendo tales influencias más en la neurobiología. El resultado puede ser una condición permanente de nerviosismo, irritabilidad, brusquedad, inflexibilidad y una tendencia a la ira.

Por otro lado, si utilizamos el pranayama para purificar y abrir nuestro sistema nervioso, y luego cultivar el silencio interior en la meditación profunda inmediatamente después, los resultados a largo plazo serán el aumento de la firmeza, la creatividad, la energía y la alegría en la vida diaria.

Así, mientras que la respiración espinal pranayama no hace una buena práctica independiente en el largo plazo, es un muy buen complemento para incorporar antes de la meditación profunda. Juntas, estas dos prácticas pueden servir como un medio para promover el progreso seguro y efectivo hacia el desarrollo de todo nuestro potencial.

Control de Tu Propio Ritmo

Todo el mundo tiene un camino diferente de viaje para la purificación. Esto se debe a que cada uno ha llegado a este lugar por una ruta diferente. Los impactos de todas las acciones pasadas y las influencias sobre nosotros se remontan mucho más allá de nuestro recuerdo, y las obstrucciones en el flujo de energía en nuestro interior se configuran de acuerdo. Esto se llama *karma*, que significa acción y sus consecuencias incrustadas. Afortunadamente, no tenemos que recordar todo lo que hemos hecho y todo lo que nos ha sucedido. Gradualmente podemos desenvolver todas las influencias internas persistentes con la respiración espinal pranayama y las prácticas relacionadas.

El desembalaje de todo esto, y cómo sucede, es lo que hace a los detalles de nuestro viaje. La purificación se acompaña a menudo por algún tipo de síntomas - a menudo no muy notable, y, a veces notable hasta el punto de distracción. En raras ocasiones los síntomas de la purificación pueden ser apreciados hasta el punto de casi caos.

Afortunadamente, tenemos una poderosa herramienta para hacer frente a todos estos diversos escenarios de la purificación. Nosotros lo llamamos *propio ritmo*. Es, realmente simple. La purificación y la apertura pueden ser aceleradas y estabilizadas con nuestras prácticas cotidianas. Si la purificación está sucediendo demasiado rápido y se producen síntomas incómodos, entonces frenamos nuestras prácticas hasta que la situación se vuelva más estable. Una vez que las cosas se calmen, entonces podemos de nuevo avanzar lentamente en nuestras prácticas. Este elemento de propio ritmo en la rutina de la práctica es muy importante. Sin ella, todos estaríamos sujetos a una inestabilidad innecesaria en nuestro camino.

Imagine conducir un coche a lo largo de una vía directa. El camino es suave y se puede viajar con seguridad a lo largo a buen ritmo. Luego llegamos a una montaña y el camino empieza a girar alrededor, y también, hay algunos hoyos que aparecen en la carretera. ¿Acaso continuar con la misma velocidad que estábamos en la carretera recta? Si lo hacemos, podemos encontrarnos volando fuera de la ladera de la montaña a partir de una curva cerrada en el camino. Lo mismo ocurre en la práctica de respiración espinal pranayama.

Algunas veces será necesario frenar mientras más purificación se está produciendo. Tal vez vamos a reducir nuestro tiempo a la mitad, o más, por unas cuantas sesiones. Eso está bien. Otras veces, todo va a ser suave, y podemos volver a nuestro horario normal de la práctica, con navegación tranquila.

Respiración espinal es diferente de muchas otras prácticas de yoga, ya que tanto estimula la purificación en nuestro sistema nervioso y equilibra nuestras energías internas. Esto hace controlar tu propio ritmo un poco difícil con la respiración espinal. Si estamos experimentando un desequilibrio de energía, un poco más de respiración espinal puede estabilizar el desequilibrio. Esto es particularmente cierto con energía encontrando su camino prematuramente en ciertas áreas de nuestra neurobiología, como a la corona de la cabeza, o en el lado izquierdo o derecho del nervio espinal. Estas condiciones pueden ser aliviadas con la respiración espinal. Sin embargo, si hay demasiada energía corriendo por dentro y es incómodo, entonces puede ser la mejor receta retroceder en la respiración espinal por unas cuantas sesiones.

Es un proceso de conocer nuestra propia dinámica de energía interna, y aprendiendo cómo nuestro sistema nervioso responde a los diferentes niveles de la práctica. Respiración espinal es una herramienta muy poderosa, y debemos aprender a utilizarla de manera eficaz. Eso tomará algunas pruebas para determinar la causa y el efecto en nuestro flujo de energía única y la situación de la purificación.

Controlar tu propio ritmo también se utiliza en la fabricación de los ajustes normales en tiempos de nuestra práctica y para la adición de las características adicionales de la respiración espinal, como se explica en el último capítulo. Cuando pensamos que estamos preparados para un aumento del tiempo o una nueva característica de la práctica, entonces lo intentamos. Si nos sobrepasamos y terminamos con un poco de rugosidad o flujo de energía en exceso entonces damos un paso atrás a nuestra plataforma estable de la práctica. Control de tu propio ritmo.

De esta manera, se navega a través del paisaje diverso de nuestra purificación interna y la apertura. Control de tu propio ritmo es una herramienta clave para esto, una que siempre vamos a utilizar para la regulación de la respiración espinal pranayama, y para todas nuestras prácticas.

Ralentización o Detención de la Respiración

A veces podemos profundizar con nuestra respiración espinal, y la respiración puede llegar a ser muy lenta. A veces se puede detener por un tiempo. Esto no es nada de qué preocuparse. Si estamos practicando con facilidad y solo favoreciendo la respiración lenta y profunda y la respiración se ralentiza o se detiene, significa que el metabolismo se ha reducido debido a la profunda relajación que ocurre en nuestro sistema nervioso. En ese caso, la ralentización de la respiración no es privación. Sólo que en ese momento tenemos menos necesidad de oxígeno. Esta es una parte normal de respiración espinal que va a pasar de vez en cuando.

En la antigua tradición de pranayama, el cese de la respiración es considerado como una buena cosa. Es cierto que la desaceleración natural o la detención de la respiración indican purificación profunda, y también veremos más adelante que nuevas energías están siendo despertadas dentro de nosotros. Sin embargo, estas antiguas enseñanzas han sido a menudo malinterpretadas en el sentido de que el cese de la respiración forzada es una buena cosa más allá de los límites normales. Esta no es la enseñanza aquí, y nunca lo será. Incluso en los otros escritos de AYP, donde otros métodos de retención de la respiración se discuten, nunca se ve forzado más allá de nuestro límite de comodidad. En cualquier caso, esto no es lo que estamos haciendo en la respiración espinal pranayama. Debemos respirar lento y profundo mientras estamos siguiendo el nervio espinal. Si la respiración se vuelve muy lenta, o se detiene, eso está bien. Pronto nos daremos cuenta del deseo de volver a respirar, y luego continuaremos nuestra práctica como antes. Nosotros no favorecemos voluntariamente la cesación de la respiración durante la práctica; si sucede, sucede. Tan pronto como nos damos cuenta, nos hará bien volver fácilmente de nuevo a nuestra práctica normal de la respiración espinal.

El progreso a largo plazo en la respiración espinal no es dependiente de la detención de la respiración. Depende de una rutina constante de la respiración lenta y profunda mientras seguimos el nervio espinal.

La Excitación Sexual en la Respiración Espinal

A veces, en nuestra sesión de respiración espinal excitación sexual puede venir. Es un signo de purificación y el despertar de nuestras energías internas, y no es algo para preocuparse. Por lo general, pasará a medida que la purificación progresa en nuestro sistema nervioso.

En la respiración espinal, estamos avivando e integrando nuestras energías internas desde nuestra raíz a nuestra frente. Obviamente, parte de esta vía se pasa a través de nuestra neurobiología sexual. Y también pasa por el centro de cada otra parte de nuestro sistema nervioso. A medida que la integración de las energías avanza dentro de nosotros, nuestras energías sexuales se expandirán hacia arriba para convertirse en éxtasis. Esto es generalmente un desarrollo gradual, ocurriendo a largo plazo a medida que continuamos nuestras prácticas dos veces al día. En ciertos momentos los síntomas pueden ser perceptibles, como en el caso de la excitación sexual.

Lo que hay que hacer cuando se produce la excitación sexual es fácilmente favorecer a nuestra práctica de la respiración espinal. Podemos encontrar que los sentimientos más altos se suavizarán en nuestro cuerpo. O puede que no. Pueden estar allí para el próximo período de sesiones, y, posiblemente, durante varias sesiones. Pero con el tiempo se va a disminuir la resistencia a medida que va en nuestra neurobiología. A continuación, podemos encontrar la sensación de éxtasis expresándose a través de nuestro cuerpo. O tal vez nada va a estar pasando por un tiempo, y luego algo más tarde. Depende del curso de nuestro proceso de purificación interior, que es único. La buena noticia es que todo está yendo a algún lugar. Es una evolución a un mayor funcionamiento trabajando en nosotros, y eso es bueno.

Si la excitación sexual se convierte en una distracción que nos resulte difícil de practicar la respiración espinal, entonces podemos controlar nuestro propio ritmo, como se indicó anteriormente. Nos devolvemos un poco en nuestra práctica hasta que los síntomas disruptivos de purificación se calmen. Entonces gradualmente, según corresponda, volvemos a la práctica normal.

Para obtener más información sobre el papel de la sexualidad en la purificación y la apertura del sistema nervioso, y por los medios de ayuda en este proceso natural, ver los escritos de AYP sobre *Tantra*.

Energía Fluyendo en el Cuerpo - Una nueva Dinámica

En la respiración espinal pranayama estamos haciendo dos cosas a la vez.

En primer lugar, estamos favoreciendo el flujo de energía interna. Esto promueve la purificación y la apertura en nuestro sistema nervioso, haciendo un mejor vehículo para el silencio interior y la conciencia pura y dichosa, y por el aumento de la conductividad extática y el resplandor de la energía positiva en nuestro entorno.

En segundo lugar, estamos persuadiendo el flujo de energía en una manera que promueve el equilibrio interior - una unión progresiva y estable de las polaridades naturales que existen dentro de nosotros. Esto es necesario para que los flujos de energía crecientes no conduzcan a una inestabilidad de energía dentro de nosotros. Al igual que cualquier otro tipo de energía que utilizamos en nuestra vida, la energía interna es una buena cosa cuando está efectivamente regulada y aplicada. Por otro lado, la energía interior puede ser un problema cuando no es estimulada y dirigida de una manera productiva.

Ambas funciones de la respiración espinal, estimulando el flujo de energía y el equilibrio, son la nueva dinámica que estamos poniendo en juego en nuestro sistema nervioso.

¿Cómo conduce el flujo de energía interna el pranayama? A medida que restringimos la respiración de una manera razonable y cómoda como lo hacemos en la respiración espinal, se produce un ligero déficit en nuestra neurobiología. Con el fin de compensar este déficit pequeño, el cuerpo recurre a su vasta reserva interna de prana, o fuerza vital. Esta reserva se localiza en la región pélvica. Es el almacén de la energía que normalmente se asocia con la reproducción sexual. Su amplia función espiritual en el sistema nervioso está latente hasta que es estimulada de alguna manera. Hay una variedad de maneras en que esto se puede lograr. Pranayama, la restricción suave de la respiración es una de las maneras más eficaces y fiables. Por esta razón, cuando estamos haciendo la respiración espinal, puede haber excitación sexual. Pero excitación sexual no es un requisito previo para el flujo de energía interna, sólo un efecto secundario ocasional que puede ocurrir asociada con purificación pasando en la neurobiología.

El movimiento de la energía interna se puede experimentar de muchas maneras, en cada parte de nosotros - física, emocional y mental. También se puede experimentar en la forma en que percibimos nuestro entorno.

A medida que nuestro sistema nervioso se purifica y se abre por el flujo de energía interna de una manera equilibrada, nuestra capacidad para la experiencia es mayor. Nuestra maquinaria sensorial se convierte mucho más refinada, y nos encontramos testigo de las vistas dinámicas de la energía interior y exterior que no podíamos ver antes. De esta manera, se convierte en radiante toda la vida dentro y alrededor de nosotros.

La Transpiración Durante la Respiración Espinal

Respiración espinal da lugar a toda una nueva dimensión de experiencia. En el camino a que esto suceda, un montón de purificación se produce en el sistema nervioso y los síntomas de esto son numerosos. Purificación interior continúa durante todo el proceso mucho después de que los flujos de energía internos iniciales de pranayama se han convertido en notables.

Uno de los síntomas más fácilmente observable de purificación durante la respiración espinal es la transpiración, que puede ser una consecuencia directa de pranayama. Esta no es la transpiración por el esfuerzo o el ejercicio. Viene simplemente de la restricción de la respiración. Podemos estar sentado perfectamente cómodo, haciendo nuestra respiración espinal, y lo siguiente que sabemos puede ser que estamos sudando profusamente. Es normal durante las primeras etapas de pranayama, y por lo general va a disminuir a medida que avanza la purificación. No es un requisito previo para el progreso, así que si esto no está sucediendo, no tienes por qué lamentarte por su ausencia. En esto, cada persona es diferente. Se menciona aquí para que los practicantes sepan que la transpiración es normal si ocurre... y pasará.

Cambios en la Digestión

En el camino, también podemos notar cambios en otras funciones concretas dentro de nuestro cuerpo.

La digestión juega un papel fundamental en el proceso de transformación espiritual del ser humano. La respiración espinal pranayama promueve una evolución a una forma superior de la digestión que implica más que la digestión de los alimentos. La combinación de alimentos, el aire absorbido cada vez más a través de la estructura celular del cuerpo durante el pranayama, y el aumento de la energía de la región pélvica, todos juntos contribuyen al desarrollo de esta forma superior de la digestión en el tracto gastrointestinal. Se puede observar como una actividad adicional (gorgoteo) en el sistema digestivo, y como una luminosidad interior, una sensación brillante inconfundible que surge en los intestinos que irradia hacia el exterior una sustancia refinada a través de todo el cuerpo. Como parte de este proceso, el cuerpo naturalmente se vuelve más poroso en el nivel celular para el flujo de aire y las esencias refinadas que emanan desde el tracto digestivo y viajan por todas partes de nuestra neurobiología.

Este notable desarrollo es un paso adelante en el surgimiento de un fulgor de éxtasis procedente de dentro de nosotros. El funcionamiento único asociado a este proceso con el tiempo abarca todo el cuerpo, y será visto con nuestros sentidos internos que ocurren en todas partes dentro de nosotros. De esta manera nos convertimos cada vez más radiante, desde dentro, y gradualmente desarrollamos la capacidad de elevar a todo el mundo que nos rodea con este resplandor de éxtasis natural. La respiración espinal pranayama desempeña un papel fundamental en esto.

Corrientes y Descargas que Parecen Eléctricas

Como parte del proceso global de purificación a veces podemos sentir corrientes dentro de nuestro cuerpo que parecen eléctricas. Éstos pueden venir de repente y ser bastante inesperado. Ellas no son comunes, pero pueden suceder. Por lo general, no duran, y son una indicación de la energía que se mueve de repente a través de obstrucciones. A medida que las obstrucciones se disuelven, el flujo de energía se suaviza. Si las corrientes en el cuerpo llegan a ser incómodas, entonces el principio de controlar tu propio ritmo debe ser aplicado, y nuestra práctica debe ser reducida en tiempo hasta que la energía se suaviza otra vez. Esto va para todos los excesos de energía que podemos experimentar como resultado de la respiración espinal pranayama o cualquier otra práctica que pueda ser que estemos haciendo.

Beneficio de Posturas de Yoga y Ejercicio

Haciendo un poco de posturas de yoga ligeras antes de nuestra respiración espinal puede ayudar en la preparación del sistema nervioso para ambos el pranayama y la meditación. La secuencia lógica de las prácticas es la postura corporal, pranayama y meditación - comenzando con el cuerpo, y va progresivamente más profundo con la respiración y la mente. Nuestro progreso será mayor, si estamos haciendo una rutina cómoda dos veces al día en nuestras sesiones de ambas prácticas.

Si no estamos familiarizados con las posturas de yoga, una clase puede ser tomada en cualquier lugar. Otros escritos de AYP también incluyen posturas (también llamados *asanas*). Se tarda sólo cinco o diez minutos de una rutina bien preparada de las posturas para proporcionar una buena base de la flexibilidad interna y la relajación en el sistema nervioso. A partir de ahí, podemos entrar en nuestra sesión de respiración espinal y de meditación con la oportunidad de conseguir una mayor purificación y apertura. Así es como estas categorías de práctica trabajan juntas para llevarnos más rápidamente a lo largo de nuestro camino.

Algunos sistemas que implican posturas de yoga están diseñados para darnos un riguroso entrenamiento físico en lugar de un suave estiramiento y la relajación que nos prepara para el pranayama y la meditación. *Power Yoga* y ejercicios físicos rigurosos son mejores no hechos justo antes de nuestras prácticas de descanso. Sin embargo, un programa de ejercicio físico bien concebido es una buena cosa para hacer después de nuestras sesiones de práctica como parte de nuestras actividades diarias normales. Ejercitar en cualquier momento que no sea justo antes de nuestra práctica ayuda a estabilizar y arraigar las energías que se están cultivando en nuestra respiración espinal pranayama. Después de nuestras prácticas sentadas, es bueno salir y estar activos en el mundo de la manera que estamos normalmente. Esto es muy beneficioso para facilitar la adaptación progresiva de nuestra purificación interior.

El Yoga Automático y sus Consecuencias

Uno de los aspectos más notables de la experiencia que puede resultar de la respiración espinal pranayama es algo que llamamos el *yoga automático*.

El yoga automático es una respuesta en nuestro sistema nervioso que tiene una cualidad reconocible que nos encontramos en alguna parte del amplio sistema de yoga. Es algo automático que sucede, como si nuestro sistema nervioso ya sabe cómo hacer una práctica de yoga y comienza a hacerlo de forma espontánea. La verdad del asunto es que nuestro sistema nervioso ya sabe todo el yoga. Los sistemas de yoga que se han desarrollado a lo largo de los siglos simplemente reflejan lo que el sistema nervioso del ser humano nos ha enseñado acerca de sus formas naturales de purificación y de su apertura. Los sistemas de yoga no definen lo que es el yoga. ¡El sistema nervioso humano lo hace! Ni siquiera tienes que llamarlo *yoga*. Los mismos métodos han surgido y se les han dado muchos nombres alrededor del mundo. Todos ellos se han derivado del sistema nervioso humano. El sistema nervioso humano es el denominador común en todos los métodos de práctica espiritual. El fenómeno del yoga automático proporciona alguna evidencia de ésta.

Yoga automático viene en muchas formas. Si comenzamos la respiración espinal seguida por la meditación profunda, podemos encontrar un mayor deseo de participar en los estudios espirituales. De pronto nos encontraremos leyendo más libros sobre temas espirituales. También se puede observar nuestra conducta cada vez más agradable y amable. Estudio espiritual y el ejercicio de la bondad ambos caen en una categoría de la práctica del yoga que tiene que ver con la conducta. Cambios muy sutiles pero perceptibles.

Los tipos más dramáticos y convincentes del yoga automático implican movimiento físico y posturas. Los tipos que pueden surgir durante o después de nuestra práctica de la respiración espinal son suspensiones automáticas de la respiración y exhalaciones repentinas como fuelles, o incluso la respiración rápida (jadeante) que no tiene nada que ver con ninguna actividad física externa. A veces la cabeza puede ir hacia abajo o hacia arriba. A veces puede girar alrededor como si automáticamente estuviera limpiando la energía en el cuello. El torso completo puede inclinarse hacia adelante, y, en casos menos comunes, pueden tambalearse, llevando el cuerpo fuera del asiento. El ano puede entrar en compresiones suaves. Los ojos pueden ir para arriba, la punta de la lengua puede volver atrás en el cielo de la boca. Estas son todas las manifestaciones del yoga automático. Hay mucho más que les puede pasar, o puede que nada suceda. El yoga automático no es un requisito previo para el progreso.

¿Qué hacemos cuando una forma de yoga automática se produce durante nuestra sesión de práctica? Es muy simple. Simplemente favorecer el procedimiento de la práctica que estamos haciendo - en este caso la respiración espinal pranayama.

Por lo tanto, si vamos con nuestra respiración espinal y nos damos cuenta de que hemos dejado de respirar sin ninguna intención de hacerlo, entonces fácilmente la retomamos donde la dejamos y continuamos con nuestra respiración lenta y profunda, mientras seguimos al nervio espinal. Si no recordamos dónde estábamos cuando nos fuimos en el yoga automático, simplemente a partir de ahí, empezar de nuevo en la raíz con una inhalación.

Lo mismo es cierto si nos encontramos en la respiración rápida, o en alguna otra forma de movimiento. Volvemos fácilmente al procedimiento, cuando nos damos cuenta de que hemos ido en otra dirección.

Puede plantearse la cuestión: "Si yoga automático es *automático*, ¿por qué no nos desprendemos de nuestra rutina estructurada y sólo ir con el yoga automático?"

Hay varias razones por las que no hacemos esto. En primer lugar, mientras que el yoga automático es impresionante (¡una confirmación!), no es muy sistemático. Mientras que una suspensión automática de respiración puede ocurrir, no se sabe lo que se supone que debe ocurrir después, para facilitar la integración efectiva de sus efectos. Esta integración es esencial si vamos a permanecer en una senda estable de la purificación y apertura. Tampoco el yoga automático es capaz de mantenernos en una rutina regular de la práctica. Es la expresión cruda de nuestras energías espirituales. Depende de nosotros utilizar las tendencias de una manera sistemática para lograr los resultados deseados. Algunos de los yogas automáticos que podemos experimentar se encuentran en las prácticas específicas que podemos aprender a utilizar de manera sistemática en los otros escritos de AYP.

En segundo lugar, si el yoga automático se deja a su suerte, nos puede llevar a excesos que serán difíciles de asimilar. La verdad es que el yoga automático, mientras que es un fenómeno muy significativo, no se preocupa por el bienestar de nuestro cuerpo o nuestro estado emocional y mental. Es la fuerza bruta de la naturaleza tratando de purificar y abrir a todo a la vez. Tratará de hacer todo hoy si se lo permitimos. Pero eso no es posible, por lo que, en ese sentido, en este momento, el yoga automático no es práctico. Es nuestra energía espiritual innata que se expresa.

Deseo espiritual intenso es también así, con gran poder de transformarnos. Es además un yoga automático que surge de nuestra práctica. Si se toma a los extremos, el deseo espiritual puede llevarnos a actos irracionales que nos pueden dañar. Así que el deseo espiritual debe ser moderado y utilizado en el ámbito de lo práctico. El deseo espiritual (de alguna manera) nos ha llevado a la respiración espinal, y nuestra práctica aumentará más nuestro deseo espiritual.

Este consejo de advertencia sobre el yoga automática no quiere decir que de vez en cuando no vas a tener suerte. A veces vamos a dejarlo ir, dejar que la respiración se suspenda automáticamente, o lo que sea. En cierto sentido, todas las prácticas son automáticas. Las hacemos porque creemos que debemos hacerlo para poder crecer. Al hacerlo, inevitablemente nos encontramos con algunos flujos de energía en exceso de vez en cuando, y luego, en consecuencia, vamos a ser sabio controlar a nuestro propio ritmo de prácticas. Es todo por el bien - para nuestra purificación y apertura, y para una mejor calidad de vida.

Hasta este punto, hemos analizado los aspectos prácticos de la creación y la estabilización de nuestra práctica de la respiración espinal, y su gestión en relación con algunos de los síntomas de la purificación que pueden surgir a medida que viajamos a lo largo de nuestro camino. Es necesario para nosotros desarrollar algunas habilidades para navegar con éxito a través de las muchas experiencias que se pueden presentar.

Ahora vamos a profundizar en los aspectos más refinados de la respiración espinal y sus efectos, viendo diferentes tipos de experiencias y visiones de energía que pueden ocurrir en el camino hacia el espacio interior. Con este tipo de experiencias, también es necesario ejercer una cierta habilidad en la práctica para poder seguir haciendo un buen progreso sin llegar a ser desviado de nuestro camino.

Experiencias y Visiones de Energía

Hasta ahora, hemos estado discutiendo el procedimiento de la respiración espinal pranayama y las experiencias internas relacionadas con la energía que inicialmente se pueden presentar físicamente. Ahora sabemos que estas experiencias están relacionadas con la purificación y la apertura en nuestro sistema nervioso, y que fácilmente favorecemos nuestra práctica sobre las diferentes experiencias que pueden surgir.

Ahora vamos a profundizar en los tipos de experiencias que pueden ocurrir durante y después de la respiración espinal pranayama, y ver cómo se relacionan con nuestra práctica. Curiosamente, lo que vamos a cubrir ahora es sólo una extensión de lo que ya hemos estado discutiendo. A medida que avanza nuestra práctica, y como vemos las aberturas que se producen en el camino, nuestras experiencias físicas e iniciales de energía serán más refinadas en su naturaleza y contenido. Es un cruce sobre el reino del *espacio interior*, donde hablamos menos de nuestras experiencias perceptibles como manifestaciones de la energía dentro de nosotros, y más como *visiones*. Es la misma purificación y apertura, profundizando y también llevando nuestras experiencias más profundo. ¿Cómo tratamos a estas supuestas visiones cuando se presenten en nuestra práctica de la respiración espinal? De la misma manera que tratamos a las experiencias físicas y las de energía - cuando nos encontramos fuera de nuestra atención en una visión, simplemente volvemos a nuestra práctica de la respiración espinal.

Así podemos desarrollar con más claridad sobre lo que está sucediendo dentro de nosotros como resultado de la respiración espinal pranayama, vamos a ver ahora desde diferentes ángulos los fenómenos de las experiencias de energía refinadas y visiones.

Relación de Energía, Sentidos, Corazón y Mente

En primer lugar, para tener una visión de cualquier tipo, tenemos que estar sintiendo algo, algo que se percibe. Nuestra maquinaria sensorial tiene que ser de alguna manera comprometida. Si nuestra experiencia está refinando, es lógico pensar que no sólo nos estamos convirtiendo refinados por dentro en una forma material, pero también lo es nuestra capacidad de percibir lo que está sucediendo a través de nuestros sentidos que se están perfeccionando. Es un proceso integrado.

Los cinco sentidos continúan operando a medida que avanzamos hacia el interior. A medida que el sistema nervioso se vuelve más purificado y se abre interiormente, podemos percibir que el flujo de la energía pránica dentro de nosotros se vuelve más refinada. Es a través del perfeccionamiento simultáneo de nuestra percepción sensorial que podemos dar testimonio en el proceso. Si no pudiéramos sentirlo, ¿sería un acontecimiento? No en la medida de lo que podemos saber.

Es como el enigma viejo, "Si un árbol cae en el bosque y nadie está allí para oírlo, ¿hace ruido?" Esto apunta a la íntima conexión entre el observador y lo observado. Incluso si el evento ocurrió, ¿quién sabe si no se percibe de alguna manera, ya sea durante o después de los hechos?

En el caso de la transformación espiritual del ser humano, la experiencia de ella es al mismo tiempo durante y después, y eso es lo que hace que las prácticas como la respiración espinal valgan la pena - podemos percibir nuestro progreso y también mirar hacia el futuro para imaginar un destino. ¡De hecho, podemos alcanzar el destino! Mas adelante hablaremos sobre esto.

La maquinaria de nuestros sentidos se basa en la quietud, en la conciencia. Así que es todo de la existencia material, incluyendo nuestro sistema nervioso a través del funcionamiento que experimentamos en nuestro mundo interior y exterior. Si lo hemos estado llevando a cabo en la meditación profunda, sabemos que la mente tiene también su raíz en la quietud. Hemos llamado a esta quietud la *conciencia pura y dichosa*, o nuestro *ser*. También, los sentimientos de nuestro corazón se originan en la quietud. Nuestros sentimientos más profundos están en la quietud. Así que podemos decir que si estamos hablando de la existencia material, la percepción sensorial, sentimiento o pensamiento, todos ellos tienen sus raíces en la quietud. En silencio, todas estas cosas son una, y están entrelazadas en todos los niveles llegando del exterior de la quietud a la manifestación.

A medida que practicamos la respiración espinal pranayama y animamos el flujo de la fuerza vital dentro de nosotros, la energía interna comenzará a fluir. Mientras lo hacemos, nuestra maquinaria sensorial interna ofrecerá la percepción y la experiencia, porque los sentidos al mismo tiempo se están perfeccionando. Del mismo modo, nuestro corazón y la mente se animan a niveles más refinados. Estos componentes siempre se abren juntos porque son lados conectados de una moneda de múltiples caras. Así que, a medida que la energía comienza a fluir dentro de nosotros como resultado de nuestra práctica de la respiración espinal, nuestros sentidos, pensar y sentir, son parte de este flujo, lo que nos dota con las diversas experiencias relacionadas con la purificación y la apertura, y, en última instancia, con la iluminación.

Puede surgir la pregunta, "¿Es el cambio en la percepción sensorial todo lo que está sucediendo? ¿Estamos viendo más de nuestra energía interna actual, o hay más involucrado?"

Debido a que los aumentos en el flujo de energía interna a menudo son acompañados por síntomas adicionales que pueden ser físicos, mentales o emocionales, está claro que mucho más que un refinamiento está ocurriendo en la percepción sensorial. Cada aspecto de nuestra naturaleza se ve afectado, llevándonos a niveles cada vez más refinados de funcionamiento neurobiológico. Todo está conectado…

Carácter Cambiante del Nervio Espinal

Cuando comenzamos la práctica de respiración espinal pranayama, nos imaginamos un pequeño nervio que va desde nuestro perineo hasta el centro de nuestra frente, y lo trazamos hacia arriba y hacia abajo con nuestra atención a medida que respiramos lento y profundamente dentro y fuera. Si hemos tenido alguna experiencia previa con nuestras energías internas, entonces podemos encontrar de inmediato que el nervio espinal es una cosa real dentro de nosotros. Entonces nos encontramos con que podemos rastrear algo perceptible en vez de imaginar el camino. De cualquier manera, la respiración espinal es el mismo proceso.

Pasar de imaginar el nervio espinal a detectarlo directamente de alguna manera (ver, sentir, oír, etc.) es un cambio, no sólo en nuestra percepción, sino también en el carácter del nervio espinal. Como se mencionó anteriormente, la purificación y apertura pasando dentro de nuestro sistema nervioso y el refinamiento de la percepción sensorial van juntas. Esta progresión, este cambio en el carácter del nervio espinal, recorrerá un largo camino a medida que continuamos con nuestra práctica diaria durante meses y años.

No hay ningún escenario preciso para cómo el nervio espinal va a cambiar. Depende en gran medida de la condición de nuestro sistema nervioso cuando empezamos nuestra práctica de la respiración espinal. El nervio central de nuestra columna vertebral está conectado con todos los otros nervios en nuestro cuerpo, e incluso energéticamente va más allá de nuestro cuerpo. Así que la purificación de la que estamos hablando aquí es muy amplia, comenzando con el nervio pequeño en nosotros. Y así también nuestra experiencia del nervio espinal llega a ser muy amplia a medida que continuamos con nuestra práctica en el largo plazo.

Si empezamos por el principio con imaginar el nervio espinal, podemos construir un panorama general de los cambios que pueden ocurrir. Lo primero que podemos notar es un hilo de energía donde hemos trazado hacia arriba y hacia abajo con nuestra visualización. Puede ser caliente o frío, lo que corresponde a las corrientes frías y cálidas que hemos estado promoviendo con la característica particular de nuestra práctica. Puede ser caliente y frío al mismo tiempo, como menta. Puede tomar un color plata y al respecto el desarrollo de una cierta intensidad. Podemos sentirla viniendo directamente de nuestros lomos, que le da una coloración sexual placentera. Pero no enteramente sexual. Es otra cosa. Algo va a través de nuestro centro y lejos de nuestros genitales. Tal vez la sentimos ir todo el camino hasta nuestra cabeza y fuera a través del centro de nuestro frente mientras estamos haciendo nuestra respiración espinal. Puede haber algo de presión asociado a él en la frente o en otro lugar de la cabeza.

Ya sabemos que si las experiencias de este tipo o cualquier otro llegan, sólo favorecemos nuestra práctica de la respiración espinal. Si hay presión que se siente incómodo, controlamos nuestro ritmo de práctica en consecuencia hasta que la presión decae. Respiración espinal no es una práctica heroica. Es una práctica inteligente.

Así que tal vez una experiencia de hilo como esa será la primera experiencia que tenemos más allá de imaginar el nervio espinal. O tal vez será algo más. De cualquier manera, sabremos que estamos progresando. Pero es sólo un comienzo, así que seguimos con nuestra práctica...

Una vez que tenemos un hilo imperceptible de la energía que ocurre en nuestra respiración espinal, sólo puede expandirse. Y lo hace, con el tiempo. Podemos observar esto como un engrosamiento de la energía correspondiente a nuestro nervio espinal. Puede llegar a ser bastante grande. Mientras lo hace, puede llegar a ser dinámico - en movimiento, girando y cambiando de color a medida que lo observamos hacia arriba y hacia abajo. Podemos hacer esto desde el exterior, y también desde el interior. De hecho, nuestra respiración espinal no cambia en absoluto por todo esto. Aún estando en el centro del nervio espinal hiendo fácilmente hacia arriba y hacia abajo, no importa lo grande que los remolinos que se forman pueden llegar a ser. El procedimiento de respiración espinal es un gran estabilizador en todo esto, manteniendo nuestras energías internas en equilibrio, incluso cuando están en aumento en su alcance e intensidad.

Ten en cuenta que el drama que podríamos ver sucediendo con nuestras energías internas es parte del proceso de purificación pasando dentro de nosotros. A medida que nuestro sistema nervioso se vuelve más puro, el drama se convertirá en menos, aun cuando las energías son cada vez mayores y ampliando más y más lejos del centro como un gigante ciclón espiritual. Y todavía vamos a estar sentados en silencio durante nuestra práctica diaria, fácilmente haciendo nuestra respiración espinal de la manera que siempre lo hemos hecho. La vida seguirá por el camino de antes, excepto que estaremos mucho más comprometidos desde el interior - más alerta, más equilibrados, más creativos y más capaces de dar a quienes nos rodean de lo que podíamos hacer antes, porque vamos a tener mucho más para dar.

Nuestra experiencia actual puede saltar directamente a cualquier nivel de la situación que acabamos de describir. También se puede ir más allá de las primeras experiencias energéticas instantáneas a las experiencias directas de espacio interior, es lo próximo que vamos a discutir.

El nervio espinal va a cambiar en su carácter a medida que progresamos con la respiración espinal. Es una parte normal de nuestro desarrollo interior. Siempre y cuando sigamos regulando nuestra práctica a fin de ser suave y estable, entonces, todo el proceso puede llevarse a cabo con toda naturalidad. Si nos encontramos corriendo por una tangente, llegando a ser enamorado con nuestras experiencias internas, entonces es hora de regresar fácilmente a nuestra práctica simple de respiración espinal. Es la práctica que nos llevará hacia delante, no la experiencia. Nunca olvidemos eso.

El Espacio del Corazón

Mientras que ciertamente puede haber un montón de energía dinámica en movimiento a medida que nuestro sistema nervioso purifica y abre, también encontraremos profunda quietud en su interior. A veces durante nuestra respiración espinal, o en la meditación profunda que sigue, nos podemos encontrar en un vasto espacio vacío. Puede ser oscuro o lleno de luz. Podemos no ver nada en particular, sin embargo, sabemos que estamos en un espacio aparentemente infinito, sin límites. Podemos escuchar los sonidos, el agua corriendo, grillos, un sonido de campanas. Podemos sentirnos amorosamente tocados en este espacio, de manera que nos deshace en lágrimas. Puede haber aromas y sabores maravillosos. Cualquiera que sea la experiencia que puede salir de allí, si el espacio parece ilimitado, será el espacio del corazón.

Si nos encontramos en esta experiencia durante nuestra práctica de la respiración espinal, podemos reconocerlo y luego volver a nuestra práctica. Es la práctica que nos ha abierto a nuestro espacio interior, los reinos gloriosos de nuestro corazón, y es nuestra práctica que aumentará la experiencia en formas que apenas podemos imaginar. Nuestro viaje al espacio interior es largo y es llevado adelante por nuestras prácticas cotidianas. El hermoso paisaje que nos encontramos en el camino es sólo eso - un paisaje. Podemos disfrutarlo durante un tiempo. Si queremos ir más lejos, entonces sabemos que es nuestra respiración espinal dos veces al día que nos llevará hacia adelante.

Apertura del Tercer Ojo

Todos hemos oído hablar del tercer ojo. ¿Qué es y qué hace?

Desde nuestro punto de vista como practicantes conocedores de la respiración espinal pranayama, sabemos que el tercer ojo no es más que el extremo superior de nuestro nervio espinal. Y está siendo purificado y abierto de forma sistemática a lo largo de todo el resto de la neurobiología. Así que no hay esfuerzo adicional requerido para estar abriendo el tercer ojo. ¡Con la respiración espinal pranayama, lo estamos haciendo!

Energéticamente, el tercer ojo puede ser visto como el nervio espinal entero. Pero más comúnmente, lo vemos como abarcando el área desde el bulbo raquídeo (tallo cerebral) en el centro de la frente. Una vez que el tercer ojo se vuelve animado como parte de la dinámica de la energía despertando el nervio espinal, de hecho está íntimamente conectado con todas las partes del nervio espinal, desde la raíz hasta las cejas, y todo el sistema nervioso a través de esa conexión central. Llamamos a esto el aumento de la *conductividad extática*. Es por esta conexión estática a través del nervio espinal purificado que el tercer ojo se convierte en el controlador principal del aspecto interior de la energía de nuestra evolución espiritual. Esto no es algo que cualquiera tiene que tomar por fe. Es una experiencia palpable que surge a medida que el nervio espinal purifica y abre y el flujo de energía se desarrolla de forma natural. A continuación, la conexión de éxtasis entre el tercer ojo y la raíz se puede sentir de manera clara y permanente. Es un hito en nuestra evolución espiritual.

¿Es el tercer ojo, un ojo que ve todo? No en la forma en que pensamos acerca de ver. Sí tiene una cualidad de ver todo que evoluciona a medida que llegamos a percibir más y más de nuestras dimensiones internas. El viaje interior depende del aumento de la conductividad extática y el tercer ojo está en el centro de eso. El tercer ojo está también en el centro de la intuición creciente - que es otro tipo de visión. Con el nervio espinal cada vez más purificado y abierto, se mejora de forma espectacular nuestra capacidad de ver la verdad de la vida ante nosotros. Esto no es sólo en nuestra percepción general de como son las cosas, sino también en conocer mejor el curso correcto de acción a tomar en cualquier situación dada. El tercer ojo ve de esta manera. Es el canal de gran sabiduría en nosotros, la conexión con los niveles más profundos de la mente, el corazón y el cosmos dentro y alrededor de nosotros. Esta es la clase de visión que hace el tercer ojo.

A medida que la parte superior de nuestro nervio espinal purifica y abre, podemos tener muchos síntomas en la cabeza, incluyendo las visiones, los sonidos del tarareo (*OM*) y otras sensaciones. En algunos sistemas, estos síntomas intermitentes de purificación y apertura se utilizan para la práctica, pero aquí no es nuestro enfoque.

Siempre y cuando estamos haciendo nuestra práctica diaria de respiración espinal, nosotros estaremos constantemente abriendo el nervio espinal, y el tercer ojo con él. No nos dejemos atrapar por las experiencias que podamos tener en el área del tercer ojo, no importa lo profunda que puede parecer. Enfocar en las experiencias que podamos tener en la región del tercer ojo no es el mejor medio para su apertura, y vamos a hacerlo bien así como hemos sido antes, continuando con nuestra práctica de respiración espinal. Entonces, todo va a evolucionar de forma natural y vamos a tener todos los beneficios de tener un tercero ojo abierto.

El Túnel y la Estrella

Hay una experiencia que los practicantes pueden encontrar en la respiración espinal pranayama. Puede suceder en cualquier lugar a lo largo del camino, o nada en absoluto hasta mucho más tarde. No es necesariamente una medida de progreso, sino más bien una confirmación. Uno de los muchos que podemos encontrar a medida que avanza nuestra práctica.

A veces, durante la respiración espinal una visión circular puede aparecer. Puede ser muy nebulosa. Puede ser de color oscuro, o casi cualquier color del arco iris. El azul oscuro o violeta es común. La visión también puede ser de dos círculos concéntricos con una luz exterior y una interior oscura. La visión puede ser tan dramática como un arco iris de círculos concéntricos que va de rojo en el exterior a través de naranja, amarillo, verde y azul hasta el violeta profundo en el centro, o de cualquier visión parcial de los mismos. Puede haber destellos de luz blanca en estos círculos concéntricos, o una sola ardiente estrella blanca o punto de luz blanco en el centro de la visión circular. ¿Qué es todo esto?

Bueno, es simplemente el punto de vista mirando hacia arriba y hacia fuera a través del túnel del nervio espinal. Los colores son de la disminución de la densidad que va desde la raíz hasta la frente, hacia el centro, y la luz blanca es la vista a través del tercer ojo. ¿Hay algo ahí fuera, un destino permanente que tenemos que ir? No, ahora no. Tal vez cuando llegamos al final de nuestra vida y salimos de nuestro cuerpo, podemos experimentar pasar por un túnel de este tipo, y en la luz. Sin duda ha sido bien documentado en los estudios de los que han tenido experiencias de muerte cercana. Pero eso no es lo que estamos haciendo con la respiración espinal pranayama. No nos vamos. Estamos llegando. Estamos haciendo la práctica de vivir una vida mejor aquí y ahora en esta tierra. Lo estamos haciendo para purificar y abrir nuestro nervio espinal para que más de nuestras cualidades divinas puedan fluir en esta vida. Así que estamos trayendo a la luz para acá aquí, no para salir de este lugar.

En este sentido, durante la respiración espinal, esto puede ser útil en la práctica, si estamos dispuestos a extender el rastreo de nuestro nervio espinal hacia el exterior a través del centro de nuestra frente y hacia un punto distante ligeramente por encima de la frente, ligeramente por encima del horizonte. El nervio espinal se extiende tan lejos, y la visión del túnel y la estrella es una indicación de eso. Así que podemos usar este conocimiento de una manera práctica. Es una opción, no un requisito. Está muy bien si preferimos mantener nuestra localización del nervio espinal entre la raíz y la frente. Es más que suficiente, y se hará cargo de todo el proceso de la purificación y la apertura del punto de vista de la práctica de pranayama.

Lo que no hacemos en este enfoque es involucrarnos si está ocurriendo en la propia visión. Mantenemos nuestra práctica de la respiración espinal directa y sencilla - un fácil seguimiento de los nervios. No añadimos las características complejas y las dimensiones de lo que sea la visión que nosotros podamos tener, ya que cambiarán de un día para otro, o podrían no estar ocurriendo en absoluto. Está bien todo lo que vemos o no vemos. La visión no es la práctica. La práctica es muy simple y va a producir los resultados necesarios. Si comenzamos añadiendo más visualización a ella más allá del simple rastreo hacia arriba y hacia abajo, se puede reducir la eficacia de la práctica.

En algunos métodos de enseñanza, se pone una gran importancia en tener una visión particular, y mucho tiempo y esfuerzo es invertido en tener esa visión. Aquí nosotros no lo hacemos. Siempre y cuando estamos fácilmente favoreciendo el proceso de nuestra práctica, no importa si están o no allí las visiones o experiencias de la energía. Esto es porque las visiones no producen el progreso espiritual, lo que produce los resultados es la práctica de la respiración espinal. Vamos a mantenerlo siempre en mente cada vez que nos sentimos tentados a perseguir a las *sirenas de la experiencia.* Todo estará bien sólo fácilmente volver al simple procedimiento de respiración espinal.

Seres Inferiores y Superiores

Hay vida en el espacio interior, y, sin duda, se encontrará tarde o temprano. La buena noticia es que sólo será parte del paisaje que nos encontramos a medida que viajamos a lo largo de nuestro camino. Y, por ahora, sabemos cómo manejar los escenarios, ¿verdad? Ocurra lo que ocurra, simplemente con facilidad favorecemos la práctica que estamos haciendo. Si las visiones y las experiencias internas surgen durante nuestras actividades diarias, seguimos con lo que estamos haciendo. La única manera que podemos llegar a ser distraídos por los acontecimientos en el espacio interior es si nos damos a las experiencias de la energía y las visiones que puedan aparecer. Es como tomar cualquier otro viaje. Podemos simplemente seguir conduciendo, o podemos detenernos en cada salida. Es la elección que hacemos que va a determinar nuestro progreso hacia nuestro destino.

Antes de que comenzáramos la respiración espinal pranayama, tal vez tuvimos algunas experiencias con los seres interiores, más probable con almas ordinarias como nosotros que por cualquier razón andan dando vueltas. Es bastante común. Muchas personas lo han experimentado de una manera u otra. ¿Cuál será el efecto de la respiración espinal pranayama en la tendencia a tener este tipo de experiencia? Se tenderá a hacer que sea menos, sobre todo porque estamos haciendo un gran barrido a través del espacio interior cada vez que trazamos el nervio espinal hacia arriba y hacia abajo durante la respiración lenta y profunda. Por lo tanto, localizando eventos internos se desvanecerán en el paisaje grande de nuestro interior cósmico. Todo lo que se ha descrito hasta ahora es en el sentido de ampliarnos mucho más allá de las experiencias limitadas espirituales que definen el mundo de los fenómenos psíquicos y la mediumnidad. Por primera vez estamos dejando todo eso atrás en el momento en que nos sentamos con la respiración espinal pranayama. Esto no significa que no veremos nada en los reinos de los seres inferiores. Pero ciertamente no estaremos obligados a estas cosas, y podemos elegir dejarlos ir a favor de nuestra práctica, que nos purifica y nos abre a una realidad mucho mayor dentro de nosotros.

Los seres superiores son otra historia. Cuanto más tiempo estamos practicando respiración espinal, especialmente si es seguido por una meditación profunda, estaremos más en contacto con los seres superiores. ¿Qué significa esto?

No es usualmente en la forma en que pensamos acerca de estar con los demás, en particular, sentados en la mesa de la cocina con el fundador y salvador de nuestra religión. Teóricamente, podría suceder de esa manera, pero no es probable. Por lo general, es mucho más sutil y mucho más potente, y muy dentro de nosotros. Seres superiores están *dentro de nosotros*.

¿Donde?

Bueno, en todas partes, pero especialmente en nuestro corazón y hasta a través de nuestro tercer ojo.

¿Se debe tratar de contactar con ellos en estos lugares?

Ya lo estamos haciendo con nuestra respiración espinal. Si estamos haciendo nuestra práctica con devoción, estará ocurriendo una gran cantidad de contacto con los seres superiores.

¿Cómo lo sabremos? Por las muchas bendiciones que se nos avecinan.

¿Tenemos que creer en esto para recibir los resultados?

Por supuesto que no. Es un proceso mecánico de la purificación y la apertura de nuestro sistema nervioso. A medida que se abre, se convierte disponible lo que está dentro de nosotros. No importa cómo lo vemos, los resultados hablarán por sí mismos, y modo las podemos interpretar como quiera que queramos.

El hecho es que, a medida que progresamos con la respiración espinal nosotros experimentamos los tipos de cosas que se han discutido ya. Llegamos a ser más centrados, más intuitivos, más creativos, más enérgicos y más inclinados a hacer el bien en el mundo. Es bueno, algo fluye a través de nosotros más y más y sale en nuestra vida diaria.

Por lo tanto, no hay necesidad de esperar a que nuestro salvador llegue en un carro de oro para salvarnos de una vida que no estamos disfrutando. Podemos practicar la respiración espinal pranayama y salvarnos a nosotros mismos y nuestro salvador estará sonriendo más y más cada día desde nuestro interior. Cualesquiera que sean nuestras creencias religiosas, mientras estamos en consonancia con revelar la verdad, van a adaptarse naturalmente, es sagrado, porque estamos entrando en contacto con eso dentro de nosotros, y dejando lejos la oscuridad y nuestros puntos de vista limitados de la vida. ¡Es un nuevo amanecer!

Chakras y Kundalini

Además del nervio espinal, dentro de nosotros hay una gran cantidad de circuitos de energía. Hay miles de nervios que pueden ser identificados físicamente, y con experiencia directa en nuestros reinos internos, mientras la purificación y la apertura se producen dentro de nosotros como resultado de nuestra práctica diaria de la respiración espinal. Nuestra neurobiología tiene ciertas zonas, plexos y regiones que han sido identificadas en el yoga tradicional, como los *chakras*. Estos son los centros de energía que reciben mucha atención en las diversas tradiciones. Chakra significa "rueda." Chakras pueden ser experimentados como girando las ruedas de energía ubicadas en varios lugares en el cuerpo, y están conectados por el nervio espinal. Hay siete chakras principales localidades – la raíz/periné, la neurobiología sexual interna, el plexo naval/plexo solar, el corazón, la garganta, el tercer ojo (frente al tallo cerebral), y la corona de la cabeza.

En el estilo que estamos presentando aquí, los chakras no son parte de la práctica de respiración espinal pranayama. No nos centramos en ellos como parte de nuestra práctica. Ellos juegan un papel importante en la mecánica interna que estamos utilizando lo que resulta del simple método de respiración espinal, de la misma manera que el motor y la transmisión en un automóvil desempeñan un papel cuando se opera el vehículo con los controles sencillos - el volante, el pedal del acelerador y el pedal del freno. Cuando pisamos el pedal del acelerador, el coche se mueve. Al girar el volante, el coche gira. Cuando pisamos el freno, el coche frena y se detiene. No tenemos que estar pensando en las complejas operaciones del motor, la transmisión y todos los otros tipos de maquinaria que se encuentran bajo el capó del coche mientras estamos haciendo estas cosas. ¡Gracias a Dios! No podríamos conducir el coche muy fácilmente si mientras conducimos tuviéramos que atender a todos los detalles pasando bajo el capó.

Es así con la respiración espinal y los chakras. Los chakras están ahí y forman parte de las operaciones internas. Pero no tenemos que gestionar los detalles de las operaciones internas. Si nosotros estamos conectados fácilmente en nuestra práctica de respiración espinal de respirar lento y profundo y siguiendo el nervio espinal hacia arriba y hacia abajo con nuestra atención, todo lo demás sucederá de forma automática, como ya lo hemos estado discutiendo en este libro. Si nos encontramos atraídos por alguna experiencia de energía durante las prácticas de respiración espinal, puede estar relacionado con las actividades que están sucediendo en uno o varios de nuestros centros energéticos o chakras. Lo que hacemos es siempre lo mismo en situaciones en las que estamos teniendo esta experiencia. Simplemente con facilidad volver a nuestra práctica de la respiración espinal. Es muy simple. Así que, lo que esté sucediendo en el interior, sólo estaremos favoreciendo el procedimiento. No hay necesidad de estar envuelto en la consideración de esta o aquella experiencia de la energía, o ésta o aquella chakra. Es todo bajo el capó. Simplemente permanecer con los mandos principales de nuestra respiración espinal, y estaremos moviéndonos rápidamente a lo largo de la carretera de camino a casa.

La realidad del flujo de energía interna en el sistema nervioso humano puede ser verificada por cualquier persona que hace la respiración espinal pranayama y otras prácticas que se discuten en los escritos de AYP. El proceso natural de despertar nuestras energías internas a través de la purificación y la apertura de nuestra neurobiología ha sido descrito en términos mitológicos durante los siglos en muchas culturas alrededor del mundo. El yoga tiene una mitología elaborada describiendo los procesos naturales que ocurren en cada ser humano a medida que las prácticas se llevan a cabo y se produce un despertar espiritual. También el cristianismo tiene una mitología. Todas las religiones y las culturas lo tienen, porque allí donde hay personas que están descubriendo su espiritualidad, las experiencias vienen y se describen de alguna manera que sea adecuada a las creencias culturales y religiosas. Pero es la misma experiencia, ya sabes, determinada por el funcionamiento interno del sistema nervioso humano.

En el corazón de la mitología del yoga está algo que se llama *kundalini*. Kundalini significa "serpiente enroscada." Esto se refiere al gran almacén de prana (fuerza vital) que reside en la región pélvica de todo el mundo. Es nuestra energía sexual. Hasta que se despierta y se pone en la manifestación activa en el sistema nervioso, es un potencial latente, o enrollado. El aspecto de la serpiente representa la capacidad de esta energía potencial latente que se activa y mueve a través de nosotros a lo largo de un camino estrecho - a través del nervio espinal. Así que en los términos más simples esto es lo que es kundalini. Es el suave despertar de la energía dentro de nosotros como resultado de la respiración espinal pranayama. A medida que la purificación y la apertura avanzan dentro de nosotros, se regula sin problemas y con seguridad por nuestra respiración espinal. Nos encontramos entonces teniendo un mayor acceso a nuestros mundos interiores, como se mencionó anteriormente. Es importante señalar que una mitología que se ha construido en los tiempos antiguos para describir un fenómeno natural dentro de nosotros no determina el fenómeno en sí. Las tendencias naturales de crecimiento contenidas en cada uno de nosotros determinan qué va a suceder. Tenemos los medios para estimular nuestras tendencias naturales con la respiración espinal para despertar a nuestra propia naturaleza interna. Cuando lo hacemos, lo que vemos será nuestro, y vamos a interpretarlo en nuestro propio terreno en el contexto de nuestra experiencia y los antecedentes culturales o religiosos.

La respiración espinal pranayama trabajará dentro de un marco cultural o religioso, o con ningún marco cultural o religioso. Estamos involucrados en una transformación neurobiológica que nos abre a nuestro potencial innato. Es nuestro propio negocio cómo nos relacionamos con nuestra apertura interior y el viaje al espacio interior.

Por lo tanto, este debate sobre los chakras y kundalini es sólo para proporcionar una comprensión básica acerca de estos conceptos, que todos vamos a oír hablar más pronto o más tarde a medida que nos profundizamos en los métodos de yoga. Los mecanismos internos y la clasificación de ellos tienen poco que ver en la conducta real de nuestra práctica, o en la manera en que en última instancia elegimos interpretar nuestras experiencias. En todo caso, nos gustaría minimizar la tendencia que muchos de nosotros tenemos de morar en una mitología específica y llevar nuestra atención a lo que realmente importa más - nuestra propia purificación interna y la apertura que puede cultivarse fácilmente dos veces al día, a través de la práctica de respiración espinal pranayama.

Evitar una Apertura Prematura de la Corona

El nervio espinal es un camino que estamos purificando y abriendo entre nuestra raíz y la frente. Es una ruta específica que estamos abriendo por razones específicas. En primer lugar, el nervio espinal es la autopista principal del vasto y complejo sistema de vías de energía del cuerpo. Por la purificación y la apertura de esta vía específica desde la raíz hasta las cejas, se nos asegura la purificación y apertura del sistema nervioso entero de forma progresiva, segura y sin problemas. Hay otras maneras de hacerlo que pueden ser consideradas como progresivo, pero puede no ser considerado como suave y seguro.

Un camino que lleva a muchos a la gran dificultad es la ruta de *abertura de la corona*. Tal vez la pregunta ha venido a la mente ya, "¿Por qué no hacemos nuestra respiración espinal entre la raíz y la corona en vez de la raíz y la frente?" La respuesta es simple: la purificación del nervio espinal entre la raíz y la corona en respiración espinal tiene el potencial de producir enormes e inestables flujos de energía en el sistema nervioso. De hecho, cualquier tipo de práctica de corona que se realiza antes de que se haya logrado suficiente purificación requerida puede conducir a grandes e inestables flujos de energía interna.

Entonces, la precaución aquí es evitar la apertura prematura de la corona.

Esto no va a ser una preocupación si respiración espinal pranayama se utiliza dos veces al día desde la raíz hasta la frente. La participación del tercer ojo como una parte natural de nuestra práctica de respiración espinal, junto con el control de nuestro propio ritmo, asegura que serán suaves y estables la purificación y la abertura en la cabeza. El tercer ojo tiene esta calidad de la estabilización, y esa es la razón principal por la cual nuestra respiración espinal traza la ruta en la cabeza en la forma en que lo hace - por una apertura suave y estable, y un buen control de todo el proceso del despertar de la energía en todo el cuerpo. La antigua palabra sánscrita que significa el tercer ojo es *ajna*, que significa "comandar." Eso lo dice todo, ¿verdad?

Curiosamente, al participar en nuestra respiración espinal diaria desde la raíz hasta la frente con el tiempo, la corona se abre de forma natural en la secuencia correcta con el resto de la neurobiología de nuestro cuerpo. Cuando la abertura de la corona se produce de esta manera, como un subproducto del despertar global del nervio espinal a través de respiración espinal de la raíz a frente, entonces se reduce considerablemente el riesgo de problemas relacionados con la energía de la corona.

La respiración espinal desde la raíz hasta la frente es una práctica efectiva de balance de energía que, en los casos en que una apertura prematura rebelde de la corona se ha producido anteriormente, la práctica de respiración espinal desde la raíz hasta la frente puede ir un largo camino estabilizando y corrigiendo el problema. Así, no sólo es la respiración espinal pranayama una excelente herramienta para el avance de nuestra purificación y apertura interior, también puede ser una solución, al menos en parte para los problemas de energía que pueden ocurrir cuando las aberturas internas están fuera de equilibrio.

Hemos estudiado muchos aspectos de la respiración espinal pranayama, y los tipos de experiencias que se pueden producir con el tiempo como resultado de nuestra práctica dos veces al día. La atención se ha centrado en la aplicación práctica de esta técnica de respiración importante, y la gestión de nuestra práctica de una manera que nos permite navegar a través del amplio paisaje de nuestros reinos internos. No importa lo que notemos que está sucediendo en el camino, nuestro progreso continuado dependerá de favorecer siempre el procedimiento de nuestra práctica sobre las experiencias que surgen durante nuestras sesiones. Si estamos teniendo experiencias de espacio interno mientras estamos inmersos en nuestra actividad diaria, bien, podemos simplemente disfrutar de ellas. Nuestras experiencias internas crecientes no serán una barrera para el cumplimiento de nuestros deberes durante el día. Como cuestión de hecho, nuestro flujo de energía interna puede enriquecer mucho nuestro funcionamiento en la vida diaria, llenando todo lo que hacemos con la paz, la creatividad, energía, amor y alegría.

Ahora echemos un vistazo a éxtasis, una cualidad primaria que estamos desarrollando dentro de nosotros mismos con nuestra práctica de la respiración espinal. También vamos a discutir cómo se combina con el éxtasis el silencio interior, una cualidad primaria que desarrollamos en la meditación profunda. Estos dos juntos, el éxtasis y el silencio interior, son las claves necesarias para la iluminación.

La Evolución de la Conductividad Extática

El sistema nervioso humano tiene una capacidad para el placer extático que excede en lo que la mayoría de nosotros podemos imaginar. No tienen por qué ser tímidos para decir esto, o renuentes a cultivarla de manera sistemática como parte de nuestra vida cotidiana. La alegría y la felicidad son nuestro derecho de nacimiento, y la experiencia del éxtasis es una parte importante de ésta. Si se aborda de la manera correcta, no va a ser hedonista - por placer solamente. El éxtasis puede ser refinado en una forma que es en apoyo directo de nuestro progreso espiritual. De hecho, el éxtasis es una parte esencial de nuestro progreso espiritual hacia estadios superiores de desarrollo. Sin él, no vamos a tener todo el asunto. ¡La iluminación no es posible sin el éxtasis!

Hasta ahora, se han hecho referencias en nuestra discusión a la *conductividad extática* y la *radiancía extática*. La primera conduce a la segunda, y ambas se cultivan en la respiración espinal pranayama a largo plazo. Es una evolución natural, lo que somos capaces de empujar constantemente hacia adelante con nuestra práctica, en la misma manera en que permitimos que una planta crezca fuerte y madura con la fertilización y el riego prudente.

Con respiración espinal estamos habilitando nuestras energías internas a venir en la vida y expresarse de una manera más alta dentro de nosotros. Es un proceso gradual. Se inicia cuando despertamos la relación entre nuestro nervio espinal y el gran almacén de energía sexual en la región pélvica. A medida que hacemos nuestra respiración espinal el nervio espinal es purificado y abierto, y nuestra energía sexual latente se agita suavemente para despertar y encontrar su relación con el nervio espinal y nuestra neurobiología más alta. Los síntomas de este evento que se está desarrollando pueden variar. Anteriormente, fue descrito como una sensación agradable que aumenta en el nervio espinal - una sensación como de un hilo de placer extático levantándose y subiendo en la región pélvica. La sensación puede atravesar al instante el nervio espinal, desde la raíz hasta la frente. Es menos de un viaje gradual hacia arriba, y más de una iluminación instantánea del nervio espinal con el placer luminoso. Luego, lo podemos estimular al mover los ojos suavemente hacia arriba y surcando el centro de nuestra frente en un camino hacia el interior - sin gran movimiento físico externo. Se puede estimular la sensación de ahí, de la región del tercer ojo. Es una conexión. El nervio espinal está *conduciendo* la energía extática como una corriente eléctrica. El tercer ojo se vuelve como un interruptor y un control de volumen que se puede utilizar para aumentar o disminuir la intensidad de la corriente estática. Este es el comienzo de la conductividad extática.

Desde este principio, la corriente estática abrirá camino hacia los miles de nervios por todo nuestro cuerpo. Nosotros lo sentimos en nuestros brazos, manos, piernas y en los pies. Vamos a sentirlo en nuestros órganos sexuales (a veces excitante), en nuestra barriga, en nuestro corazón, la garganta, la boca, y en nuestra cabeza, incluso en nuestra corona. Está bien que se sienta en la corona - es una abertura natural, no estamos empujando para el exceso de estar fuera de equilibrio con nuestra apertura al cuerpo entero. Conductividad extática, naturalmente, centrada en el nervio espinal entre la raíz y la frente proveerá para esta apertura equilibrada en todos los nervios del cuerpo. Y ocurre simultáneamente en todas las partes dentro de nosotros debido al carácter de corriente eléctrica de nuestra energía extática. Pero, en el primer día, no es una purificación y apertura completa. Ni siquiera en el primer año de este proceso probablemente sea completa. A medida que continuamos con nuestra respiración espinal, el proceso continuará durante un largo tiempo, y lo veremos evolucionar a través de una expansión sin fin aparente.

El nervio espinal extático que es como un hilo se expande hasta llegar a ser como una cuerda, entonces, como una columna, y, finalmente, un vasto campo de la energía que llega mucho más allá de nuestro cuerpo.

Incluso en el modo de hilo, nuestra conductividad extática tiene una cualidad radiante. Al igual que cuando una corriente eléctrica viaja a través de un cable, un campo se genera cuya influencia se puede sentir más allá de la alambrada. En la ciencia, se llama el *electromagnetismo*. Es el principio sobre el que toda la maquinaria eléctrica funciona - las corrientes que producen los campos magnéticos y viceversa. Un principio similar se da con el movimiento de la energía extática dentro de nuestro sistema nervioso. A medida que aumenta el flujo interior, también aumenta la radiación de energía extática. La conductividad estática creciente dentro de nosotros produce resplandor. A esto le llamamos *radiancía extática.*

Por supuesto, la purificación y apertura en cada uno de nosotros es diferente según la matriz de obstrucciones internas. Sin embargo, el vehículo fundamental de nuestro sistema nervioso es el mismo, y como las obstrucciones se disuelven gradualmente, la experiencia extática divina que brilla a través del interior es una que tenemos en común con todos los seres humanos.

Cómo llegamos a esto puede variar. La respiración espinal pranayama es un ecualizador en el que se equilibra el subir y bajar las energías dentro de nosotros, lo que reduce la tendencia que algunos pueden tener para los bandazos de energía, calor, frío, emociones, visiones y otros síntomas que pueden surgir como un subproducto de nuestra purificación interior.

Mientras que la evolución de la conductividad extática se expande y aumenta considerablemente el flujo de energía, habrá también una reducción de los síntomas de purificación en el paso del tiempo. ¿Por qué es esto?

Se debe a que, como nuestro nervio espinal y todo el resto de nuestra neurobiología se purifican, habrá menos resistencia al flujo de energía interior. Las obstrucciones en nuestro sistema nervioso crean *fricción* mientras la energía pasa a través. A medida que las obstrucciones se disuelven, la fricción se hace menor, y el flujo se vuelve muy suave. A medida que la evolución de nuestra conductividad extática continúa en esta dirección, estamos en condiciones de llevar a cabo los flujos mucho más grandes de la energía interior, sin la resistencia que hemos tenido antes. De hecho, al final, vamos a tener grandes cantidades de energía divina que fluye a través de nosotros, e incluso podemos no darnos cuenta. Pero otros lo harán, porque los flujos de energía interna aumentados considerablemente producen radiancia extática aumentada en todas las direcciones que nos rodean. De esta manera, nuestra energía influye en los demás sin que tengamos que hacer otra cosa que atender a nuestra propia evolución interior. Por supuesto, estaremos haciendo más que eso, porque con radiancia extática creciente llega un flujo mucho mayor de amor y compasión. Y así, estaremos más inclinados a actuar en beneficio de los demás. Radiancia extática tiene tanto un componente de la energía invisible y un componente físico encarnado en nuestras acciones.

Por lo tanto la conductividad extática produce radiancia extática y la radiancia extática produce la acción extática para el beneficio de todos. Es una radiación irresistible del amor divino que viene de dentro de nosotros. Este es el fruto de la respiración espinal pranayama.

Para que este proceso evolutivo progrese se necesita algo más - el silencio interior. El pleno florecimiento de la iluminación implica una dinámica especial que ocurre en lo profundo de nuestros reinos internos. Es la unión de dos aspectos de nuestra naturaleza, lo que constituye una etapa evolutiva avanzada en nuestro sistema nervioso, dando lugar a la terminación del proceso de transformación espiritual del ser humano. Es la unión de nuestra dinámica de la conductividad extática con nuestro silencio interior inmóvil - y estos dos se vuelven Uno.

Capítulo 4 – El Usted Cósmico

¿Dónde está el espacio interior? ¿Dónde está el legendario reino de los cielos, donde "todo se agrega" a nosotros? La respuesta parece bastante obvia, ¿no? ¡Es dentro de nosotros!

Sí, esta es la dirección que debemos tomar. Sin embargo, parece que opone al tanto de lo que estamos haciendo en el mundo - donde estamos comprometidos en el empeño cotidiano, para ganarse la vida, criar una familia, en busca de un poco de paz, y satisfacción en nuestra vida, y todo eso. Como tantas cosas que tienen que ver con los asuntos espirituales, hay una paradoja. Las cosas no son siempre lo que parecen. Al ir hacia el interior podemos tener el mayor efecto en nuestra vida externa, un impacto mucho mayor que cualquier cosa que podemos hacer en nuestra vida externa.

Así que vamos hacia adentro con nuestra respiración espinal y la meditación, y, sorprendentemente, las cosas en el exterior mejoran - más paz, más energía, más creatividad, más felicidad...

Entonces, en algún lugar a lo largo del camino, se hace un descubrimiento asombroso. Nos parece que el espacio interior y el reino de los cielos que hemos visitado dentro de nosotros mismos es en realidad en todas partes, y que las constantes mejoras que hemos experimentado en nuestra vida diaria han sido una simple manifestación de este hecho. Tal vez no nos dimos cuenta por un tiempo bastante largo. La vida acaba de mejorar sostenidamente a medida que continuamos con nuestras prácticas. Pero luego nos golpea - la razón de por qué las cosas están mejorando en la vida diaria se debe a que, no sólo se nos percibe directamente el dominio sin límites de la paz y la alegría dentro de nosotros, sino que, al mismo tiempo, también estamos percibiéndolas cada vez más a nuestro alrededor.

Por lo tanto, lo que está dentro de nosotros también está en todas partes a nuestro alrededor. Al ir dentro de nosotros mismos en nuestras prácticas cotidianas, también vamos dentro de todo. Mediante el proceso de expansión de la quietud interior y la radiancía extática llegamos a concientemente conocernos a nosotros mismos a ser la esencia y la sustancia de cada átomo del cosmos.

Por lo tanto, llegamos a saber que nuestra existencia es cósmica - que todo lo abarca. No es principalmente de una manera intelectual, sino como una experiencia directa. ¿Cómo sucede esto?

El Matrimonio de los Opuestos

Nos hemos centrado en este libro en el desarrollo de una práctica confiable de la respiración espinal pranayama. Es tan importante asegurarse de que la purificación y la apertura de nuestro sistema nervioso sean progresivas y equilibradas. La respiración espinal también sienta las bases para la meditación profunda, cual no hemos hablado mucho aquí, pero es el tema de otros escritos de AYP. Ahora le daremos un poco más de atención, porque mientras las prácticas de pranayama y la meditación deben permanecer en orden y por separado, no es posible separar la relación de los efectos de estos dos métodos fundamentales de desarrollo espiritual.

La respiración espinal es útil para muchas cosas. Pero más que nada es para purificar y abrir dentro de nosotros el nervio espinal y el sistema nervioso con el flujo de energía extática. No es que vamos a experimentar esto en el primer día de nuestra práctica. Pero, en el tiempo, las aperturas necesarias ocurrirán y vamos a llegar a conocer la conductividad extática, y todo lo que la acompaña.

La meditación profunda cultiva el silencio interior, que también se llama *conciencia pura y dichosa*. La calidad de silencio interior está muy profundo en nuestro sistema nervioso, más allá que del flujo de energía extática.

El éxtasis es una cualidad dinámica caracterizada por el movimiento que puede ser fácilmente observado en nuestro sistema nervioso una vez que se han producido las aberturas internas necesarias. La felicidad es una cualidad del silencio interior y no es dinámica. Por lo menos no lo es por sí misma. La felicidad del silencio interior por sí misma se puede decir es un estado independiente y eterno de la felicidad que reside en nuestro interior.

Con ambas pranayama y la meditación en nuestra rutina de las prácticas sentadas dos veces al día, al mismo tiempo estamos cultivando conductividad extática (éxtasis) y el silencio interior (felicidad). Uno de ellos es activo y en movimiento todo el tiempo - que desea radiar. La otra es conciencia pura, el contenido en sí mismo, un testigo mudo de todo lo que experimentamos. Estas dos cualidades son opuestas.

En el camino, a medida que se desarrollan estas dos cualidades dentro de nosotros, sucede una cosa extraordinaria. Hay una fusión de las dos - dentro de nosotros un matrimonio de opuestos. No es un matrimonio inmediato. Es uno que se está produciendo durante muchos meses y años a medida que avanzamos en nuestro camino de purificación y de apertura. La unión se logra cuando nuestra conductividad extática y el silencio interior maduran gradualmente. Mientras lo hacen, nos encontramos con que nuestro flujo de éxtasis contiene más calma y es más dichoso y que nuestro silencio interior se vuelve más dinámico y más extático.

Nuestro éxtasis se vuelve más dichoso y nuestra dicha se hace más extática. Entonces tenemos que preguntarnos si estas dos cualidades de éxtasis y dicha ¿siguen siendo dos, o se han convertido en uno?

Dicha Extática

Si nos imaginamos que hay una frontera entre nuestro silencio interior dichoso inmóvil y el movimiento constante de energía extática inherente a nuestra conductividad extática creciente, ¿cómo puede ocurrir el matrimonio de estas dos cualidades a través de esta frontera? Es la clásica pregunta de la coexistencia de la diversidad y la unidad.

¿Cómo expresa el Uno los muchos, y cómo expresan los muchos el Uno? Bueno, puede que nunca sepamos intelectualmente cómo sucede esto. Pero sin duda podemos comprobar que se produce en ambas direcciones, simplemente mediante la observación desde el punto de vista de nuestro silencio interior que hay diversidad en nuestro interior y alrededor de nosotros. A medida que con el tiempo continuamos con nuestras prácticas, también podemos observar la unión de nuestro diverso flujo de éxtasis, con nuestro dichoso silencio interior. Si hay una frontera entre el éxtasis y la dicha, se disuelve por el proceso de nuestra purificación y apertura. Tal vez la frontera se encuentra sólo en los obstáculos que se han ido disolviendo en nuestro sistema nervioso con las prácticas de la respiración espinal pranayama y la meditación profunda. Una vez que se reducen sustancialmente los obstáculos, conductividad extática y el silencio interior se fusionan a continuación para convertirse en uno. Esto se puede llamar el estado de *dicha extática*.

¿Es este el final? No, es un nuevo comienzo. Ahora vamos a considerar en una escala más amplia lo que esta fusión de nuestras experiencias internas del éxtasis y la dicha significa.

Hemos discutido el aspecto *radiante* de nuestra experiencia de la conductividad extática, y cómo esto puede ser tanto una radiación invisible de la energía y también una manifestación en forma de actos físicos que contienen el amor y la compasión. ¿De dónde viene este amor y la compasión? ¿Son el flujo de energía extática y el resplandor amoroso y compasivo? Puede ser, si está impregnada de las cualidades más profundas de nuestro silencio interior. Cuando se unieron con el tiempo, las cualidades de flujo de energía extática y el silencio interior inmóvil producen una nueva dinámica que contiene el movimiento y los atributos divinos del silencio interior. Esta combinación de movimiento dinámico con atributos divinos puede ser llamada un flujo divino, o un derroche de amor divino.

El Ser Infinito y el Amor Divino

Esa es la belleza de la utilización de la práctica simple y altamente eficaz de la respiración espinal pranayama, si podemos o no conocer los detalles de la transformación que como resultado está tomando lugar, el proceso va a ocurrir. Por lo tanto, en cierto modo, toda esta conversación sobre el matrimonio de conductividad extática, el silencio interior, y el aumento del derramamiento de amor divino, es un punto discutible. Si el árbol está bien fertilizado y regado, se verá el fruto. Esto sucederá independientemente de las otras evaluaciones.

Sin embargo, es bueno tener una idea acerca de hacia dónde vamos con todo esto. Hasta que sucede, el debate sobre las consecuencias finales de nuestra práctica no es más que una información - un mapa. Es bueno tener una visión de nuestras posibilidades. A continuación, podemos tener algunos puntos de referencia y ser capaces de verificar por sí mismos la "causa y efecto" de lo que estamos haciendo. Esto puede inspirarnos a mantener nuestra práctica diaria - la práctica diaria en el largo plazo es esencial si vamos a proceder sin problemas y de manera constante a lo largo de nuestro camino.

También se mencionó que lo que estamos cultivando dentro de nosotros mismos con el tiempo se hace evidente en nuestro entorno cotidiano. En la meditación profunda encontraremos aumento de silencio interior, que cada vez llegamos a considerar como el centro de nuestro sentido del ser. Como este silencio íntimo (la conciencia pura y dichosa) dentro de nosotros se convierte en dinámico a través de la mezcla de una conductividad extática que se irradia hacia el exterior en el entorno que nos rodea, nos encontramos también con que nuestro sentido de sí mismo se mueve hacia el exterior. Al principio, podemos experimentar nuestro silencio interior como un *testigo* inactivo, donde nos encontramos observando los acontecimientos, como si estuviéramos separados de ellos. Este testigo, separado de los acontecimientos, es una experiencia común que se presenta en los que hacen nada más la mediación profunda. Sin embargo, cuando esta calidad de testigo inmóvil se combina con el aumento de la conductividad extática, a continuación, la quietud se convierte en dinámica en nuestro entorno externo. El silencio interior se combina con la dinámica de todo lo que sucede a nuestro alrededor. Es una extensión dentro de nosotros de la unión de los opuestos. ¡Sólo que también ahora está ocurriendo a nuestro alrededor!

¿Cuáles son las implicaciones de esto? En pocas palabras, encontramos nuestro sentido del ser surgiendo por todas partes en nuestra vida diaria. ¿Significa esto que ya no podemos distinguir entre nuestro cuerpo y el de otro? No. Esto significa únicamente que somos capaces de ver al mismo tiempo la unidad, nuestra unidad y la diversidad de nuestro entorno. Entonces empezamos a ver por la percepción directa de que nuestro ser es realmente infinito.

Esto no es una extensión del ego-yo. Más bien, es una disolución de la misma. Ego se encuentra en la percepción de la separación. En el florecimiento de la iluminación esta percepción estrecha da paso a una mucho mayor - el reconocimiento directo de la omnipresencia de nuestro silencio interior y su papel esencial en el juego dinámico de la vida en todas partes.

Es a través de la práctica de la respiración espinal pranayama, y su impacto en nuestro silencio interior cultivado en la meditación profunda, que se activa este aspecto dinámico de la percepción. Es similar a la forma en que inicialmente entró en el espacio interior dentro de nuestro cuerpo a través de la purificación y la apertura del nervio espinal. A partir de ahí nuestra experiencia se mueve en nuestro cuerpo a través de todos nuestros nervios. Entonces vemos la verdadera naturaleza de nuestros reinos internos. Del mismo modo, esta radiación continúa hacia fuera hasta que podamos ver nuestra verdadera naturaleza en todo en nuestro entorno externo.

El resultado final de este proceso es una efusión de amor, compasión y servicio a los demás. Cuando está activado por el flujo de conductividad extática, silencio interior fluye a todo el mundo y todo lo que nos rodea en un abrazo sin esfuerzo. Es bastante natural - si estamos llenos de dicha extática en el interior, también nos llenaremos de dicha extática por fuera. Esta es la cualidad que se ha observado en los grandes sabios y maestros de todas las culturas del mundo y las religiones. Es un derecho innato de todos los seres humanos.

La respiración espinal pranayama es una de las prácticas clave para activar el potencial profundo para el bien que existe dentro de todos nosotros. Al aprovechar al máximo de nuestras capacidades internas, podemos ayudarnos a nosotros mismos y todo el mundo en la tierra a moverse constantemente hacia la realización espiritual. Esta es la expansión natural de lo que somos en nuestra naturaleza esencial - el amor divino.

Lecturas Adicionales y Apoyo

Yogani es un científico americano espiritual que, desde hace más de cuarenta años, ha estado integrando técnicas antiguas de todo el mundo que cultivan la transformación espiritual del ser humano. El enfoque que él ha desarrollado no es sectario, y es abierto a todos. En orden de publicación, sus libros incluyen:

Prácticas Avanzadas de Yoga - Lecciones Fáciles para la Vida Extática (Dos Volúmenes)   Dos amplios libros de texto fáciles de usar que ofrecen más de 400 lecciones detalladas sobre el sistema integrado de prácticas de AYP.

Los Secretos de Wilder - Una Historia de Silencio Interior, Éxtasis y la Iluminación   Una novela de aventuras espirituales.

La Serie de Iluminación AYP (Once Volúmenes)
   Libros de instrucción sobre las prácticas de yoga, fáciles de leer, incluyendo (traducción al español pendiente):

   - *Meditación Profunda - Camino hacia la Liberación Personal*

   - *Respiración Espinal Pranayama - Viaje al Espacio Interior*

   - *Tantra - Descubriendo el Poder del Sexo Pre-orgásmico*

   - *Asanas, Mudras & Bandas - Despertando Kundalini Extático*

   - *Samyama - El Cultivo de la Quietud en Acción, Siddhis y Milagros*

   - *Dieta, Shatkarmas y Amaroli - Nutrición Yóguica & Limpieza para la Salud y el Espíritu*

   - *Buscándose a Sí Mismo - El Amanecer del Testigo y el Fin del Sufrimiento*

   - *Bhakti & Karma Yoga - La Ciencia de la Devoción y la Liberación a Través de la Acción*

   - *Las Ocho Ramas del Yoga - La Estructura y el Ritmo de la Práctica Espiritual Auto-Dirigida*

   - *Retiros - Vía Rápida hacia la Libertad - Una Guía para los Líderes y Proveedores*

   - *Liberación - La Fruición del Yoga*

Para obtener información actualizada sobre los escritos de Yogani, y los foros de soporte de AYP gratuito, por favor visite:

www.advancedyogapractices.com

o

www.aypspanish.com